編/著
猪子森明
公益財団法人田附興風会医学研究所 北野病院
心臓センター循環器内科主任部長

循環器に配属ですか?!

すごく大事なことだけ
ギュッとまとめて教えます!

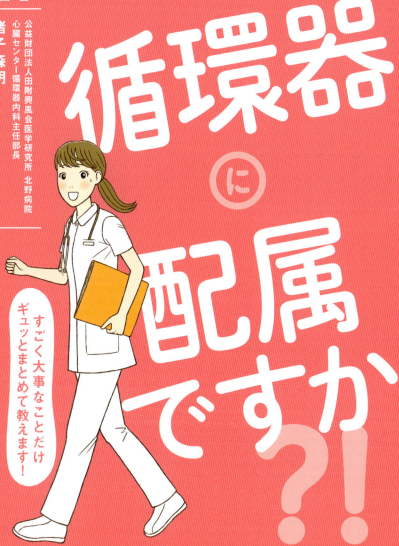

MC メディカ出版

『循環器に配属ですか?!』を手にしていただいたみなさんへ

　循環器ってどんなイメージをお持ちですか? いろいろな診療部門のなかでも、重症患者さんが多い…急変が怖い…薬が複雑…というような印象ではないでしょうか? そんなイメージのなか、希望で循環器に配属された方もいれば、そうでない方もいらっしゃると思います。実は、循環器病棟は新人看護師には人気の病棟なんです。はじめに循環器を理解していれば、その後どこの病棟に配属されても怖くない、心電図が読めるって強み、看護師として成長できるといった思いが多いのでしょう。

　北野病院でも、毎年不安とドキドキの入り混じった顔の新人看護師たちを迎えています。入職してからは、毎日のように心臓カテーテルの検査や治療の看護に必死になっています。そんななかでも、この本に書いてあることを徐々に覚え、患者さんに寄り添える看護師に成長していく姿は、先輩看護師からみるととてもうれしく思います。

　近年、国民の健康への関心は高まり、健康や疾病予防に関するTV番組も増えてきました。健康にいいとされる食品が紹介されると、すぐに売り切れるといった現象がおきています。すでに長寿大国の日本ですが、ただ長生きをするのではなく、健康で長生きしたいという思いがあるのでしょう。心疾患にかかると、その願いはかなわないのでしょうか? 確かに、通院が必要だったり、内服を続けなければいけないなど、生活の制限を強いられることがあります。とくに心不全患者さんは、入退院を繰り返すことも多いです。健康とはいえないでしょう。それでも、その人がその人らしく生活することはできると思います。そのためには、私たち循環器チームが患者さんにとって必要な支援は何かを常に考え、サポートしていくことが必要です。

　そんな循環器チームの一員として、活躍できる看護師への第一歩として、この本がお役に立てればという思いで執筆しました。読んでいただくのははじめのページからでも、気になるページからでも、1日1ページでもかまいません。循環器に配属された新人看護師の間で、「あれ読んだ?」「あれ、わかりやすかったよ」と活用してもらえるような本になれば幸いです。みなさんを応援しています。

2018年10月

公益財団法人田附興風会医学研究所 北野病院 執筆者一同

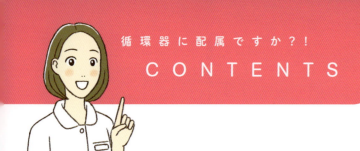

循環器に配属ですか?!
CONTENTS

『循環器に配属ですか?!』を手にしていただいたみなさんへ ……… 3

1章 循環器病棟ってどんなとこ? 6

1 こんな患者さんがいます ……… 6
2 こんな機器があります ……… 8
3 こんな検査をします ……… 10
4 こんな治療をします ……… 12

2章 心臓の解剖を確認しよう! 14

1 心房・心室・弁 ……… 14
2 冠動脈 ……… 15
3 全身の動脈と静脈 ……… 16

3章 患者さんが抱える疾患について知ろう! 18

1 狭心症・心筋梗塞 ……… 18
2 心臓弁膜症 ……… 24
3 不整脈 ……… 32
4 動脈疾患(大動脈瘤、大動脈解離) ……… 35
5 心膜・心筋疾患 ……… 40

4章 心不全って…どんな状態? 46

1 心不全とは? ……… 46
2 急性心不全 ……… 48
3 慢性心不全 ……… 52

5章　患者さんの観察、ここに注目！　56

1. これだけは見逃さない観察ポイント ― 56
2. どんな急変があるの？ どうしたらいいの？ ― 60

6章　絶対見逃せない心電図波形とは？　62

1. モニター心電図ってなに？ ― 62
2. 不整脈の分類とモニター装着時のケア ― 63
3. 見逃せない不整脈の波形を見てみよう ― 64

7章　心臓のはたらきを助ける機器について知ろう　69

1. IABP（大動脈内バルーンパンピング） ― 69
2. PCPS（経皮的心肺補助法） ― 74
3. ペースメーカ ― 78
4. ICD・CRT-D ― 82

8章　循環器の検査これだけポイント　86

1. 12誘導心電図 ― 86
2. 胸部X線 ― 91
3. 心臓CT ― 95
4. 心エコー ― 97
5. 心臓カテーテル検査 ― 101

9章　循環器でよく使われる薬　105

1. 強心薬 ― 105
2. 血管拡張薬 ― 107
3. 利尿薬 ― 110
4. 抗血栓薬 ― 113
5. 抗不整脈薬 ― 116

10章　循環器でよく聞く略語　119

引用・参考文献　123
編集・執筆者一覧　126
索引　124
編著者紹介／あとがき　127

1章 循環器病棟ってどんなとこ？

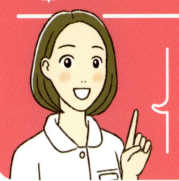

生命を維持するために最も重要な臓器である心臓。
そんな心臓に疾患を抱える患者さんを受け入れる病棟では、どんな検査や治療をするのでしょう？
まずはじめに、循環器病棟の特徴について紹介します。

1 こんな患者さんがいます

心筋梗塞の患者さん P.18

- 心臓をとりまく血管（冠動脈）が閉塞すると、そこから先の心筋に血液が流れなくなります（虚血）。酸素や栄養が届かなくなった心筋は死んでしまいます（壊死）。その状態を心筋梗塞といいます。

症状は？

- 前胸部にしめつけられるような突然の胸の痛み、左あご・左肩・腕・背中・胃に広がるような痛み（放散痛）があります。
痛みは30分〜数時間にわたって持続します。
- 急激な心機能の低下による血圧低下から、ショック状態となったり、心室細動や心不全状態をひきおこす危険があります。

> ニトログリセリンが効かない

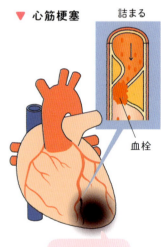

▼ 心筋梗塞　詰まる　血栓　壊死した心筋

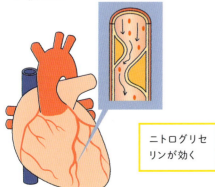

▼ 狭心症　狭くなる

> ニトログリセリンが効く

狭心症の患者さん P.18

- 冠動脈が動脈硬化によって狭くなり、血流が減少して、心筋が一過性に虚血となる状態を狭心症といいます。
- イメージとしては心筋梗塞の一歩手前の状態です。

症状は？

- 心筋梗塞と同様に突然のしめつけられるような胸の痛み、左あご・左肩・腕・背中・胃に放散痛があります。
- **痛み**は3〜5分ほどで安静にしていると治まります。
- 動悸や喉の違和感を感じることもあります。

新人さんの成長は先輩にとってもすごくうれしいよ。いつも見守っています。

不整脈の患者さん　P.32

- 心臓が異常なリズム（調律）となることをまとめて不整脈といいます。
- 心房期外収縮・心室期外収縮・心房細動・心房粗動などの緊急性がそれほど高くないものから、心室頻拍・心室細動などの致死性不整脈まで、さまざまなタイプがあります。

症状は？

- 不整脈のタイプにより異なります。おもに動悸、倦怠感、息切れ、胸痛、めまいなどです。
- 意識消失や失神がおこる場合もあります。

▼ いろいろな不整脈

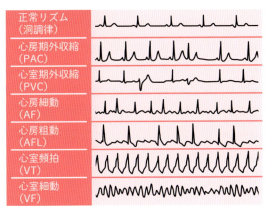

心不全の患者さん　P.46

▼ 心不全の原因となるさまざまな疾患

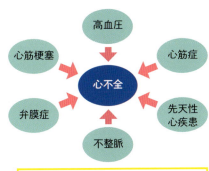

労作時の息切れ、喘鳴、起坐呼吸、発作性夜間呼吸困難

- 心臓のポンプのはたらきが低下し、心臓から血液が送り出せなくなり、肺や体静脈系にうっ血をきたした状態。
- 左心不全は、肺循環系にうっ血が生じた状態。
- 右心不全は、体循環系にうっ血が生じた状態。

症状は？

- 左心不全は、**呼吸困難症状**、動悸、頻脈、全身倦怠感、意識障害、冷汗、四肢冷感、乏尿などがあります。
- 右心不全は、頚静脈怒張、浮腫、体重増加、腹部膨満感などがあります。

▼ 循環器病棟のおもな患者さんの特徴・注意点

こんな患者さん	特徴・注意
心電図モニターを装着	入院中は心電図モニタリングが必要なケースがほとんど。ノイズが入ったり外れてしまうこともある。皮膚トラブルにも要注意
水分制限が必要	心不全の治療として、水分制限を行う場合がある。口渇でがまんできない患者さんには氷で口をうるおしたりすることもある
利尿薬による頻尿	利尿薬により尿量や尿回数が増える。尿意により不眠となる患者さんもいるため、排尿援助が必要
糖尿病・透析患者さん	心臓病の患者さんは、糖尿病や腎臓病を併発していることも多く、透析治療をしている方も多い。血糖コントロールや塩分制限など食事指導も行う
たくさんの薬を内服	循環器にかかわる薬剤は多く、内服量の調整や変更がある。正しく服用できるように指導が必要
出血傾向がある	血栓症の予防のために、抗凝固薬や抗血小板薬を使用することが多く、出血傾向にある。採血などのときには、止血の確認が大切
再入院を繰り返す	心臓疾患は生活習慣病との関連もあり、自己管理不足による心不全の悪化や冠動脈の再狭窄などで再入院する患者さんも多い

練習では失敗してもだいじょうぶ！自信をもってできるまで練習してね。

2 | こんな機器があります

心電図モニター P.62

- 不整脈・心筋梗塞や狭心症による心電図変化、心拍数の変化を観察します。
- 12誘導心電図とは異なり、少ない電極数で、患者さんが安静にしていなくても、24時間連続して心電図波形を観察することが可能です。
- リアルタイムで異常の早期発見・対処が行えます。
- 電極は3極が一般的ですが、5～12極のものもあります。（シールになっている）

▼ 電極の装着位置

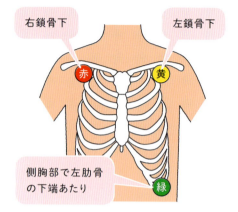

右鎖骨下（赤）　左鎖骨下（黄）　側胸部で左肋骨の下端あたり（緑）

▼ 有線式心電図モニター（ベッドサイドモニター）

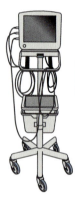

コードを直接モニターに接続する方法

▼ 無線式心電図モニター

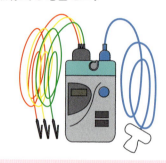

送信機から無線で情報を端末に飛ばして、ナースステーションなどで監視する方法

ケアのポイント

- ✓ 心電図モニターの電極を貼った後は、必ず波形がうまくとらえられているか確認しよう
- ✓ 患者さんの状態や医師の指示に従い、アラームを設定しよう
- ✓ 心電図モニターのアラームは不整脈や心拍数の変化を早期に発見してくれるが、誤報も多くみられる。アラームが鳴ったら必ず患者さんの状態を確認しよう
- ✓ 誤報が多いからといって、アラームをOFFにはしない
- ✓ 電極のテープをはがす際には皮膚損傷をおこす可能性があるため、ゆっくりはずそう。1日1回、電極シールを貼り換えよう
- ✓ 詳細な心臓の状況を確認するには、モニター心電図だけで判断せず、標準12誘導心電図をとる必要がある

心電図のアラーム音は患者さんからのサイン。はじめはビックリするけど、大事なサインを見落とさないでね。

輸液ポンプ

- 輸液ポンプは、点滴の投与量と速度を設定することができます。
- 自然滴下では、患者さんの体位や体動、静脈圧の変化などにより投与量・投与滴下が影響を受けることがあるため、輸液ポンプを使用することで、安定した輸液量を投与できます。
- 厳密な輸液管理や水分バランス管理が必要な場合や、高カロリー輸液を投与する場合に、用いられます。
- 1時間あたりの投与量を設定できますが、正確に投与されているか必ず確認が必要です。

▼ 輸液ポンプのスタンドへの装着

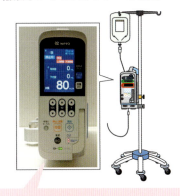

ポンプを高い位置につけると重さでスタンドが転倒しやすく危険。スタンドが安定して倒れにくい低めの位置に装着しよう

除細動器

- 除細動器は医療現場ではDC（ディーシー）とよばれ、不整脈の治療に使われます。
- 心室細動・心室頻拍などの致死性不整脈に対して使用されます。
- 伝導用ゼリーもしくは、伝導用パッドを用います。
- 除細動は、心筋に高エネルギー電流を瞬間的に流して、その作用によって心臓全体に同時に興奮をおこし正常洞調律に回復させます。

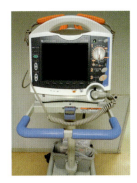

▼ 伝導用ゼリー

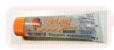
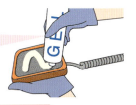

▼ 伝導用パッド

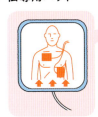
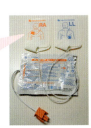

ケアのポイント

- ✓ 皮膚とパッドが接触する部分に火傷がおこる可能性があるため、金属類、貼付（ちょうふ）している薬剤はすべて取り除こう
- ✓ 水分が残っていると十分な効果が得られない可能性があるため、汗はタオルで拭き取り、からだがぬれていないか確認しよう
- ✓ パッドが皮膚と密着していないとしっかりと電気を通すことができないため、パッドの貼付場所に毛が多い場合は取り除こう
- ✓ 実施後は皮膚が火傷をおこしている可能性がある。皮膚の観察を行い適切な処置をしよう

患者さんの気持ちになって考えるのを忘れないで。細かいことにも気がつけるよ。

3｜こんな検査をします

心電図検査 P.62、86

- 心電図（ECG）とは、心臓の収縮と拡張にともなって生じる電気の流れを記録したものをいいます。
- モニター心電図、12誘導心電図、**ホルター心電図**、**負荷心電図**などの種類があります。
- 患者さんの負担は少なく安全に行えるため、ほとんどの心疾患で行われる検査です。
- 虚血性心疾患や不整脈、心筋症や弁膜症の診断に欠かせません。

携帯用の小型の心電計で長時間記録する

運動して心臓に負荷をかけて測定する

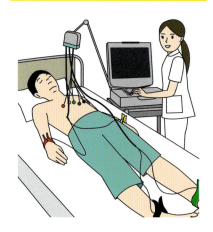

胸部X線（レントゲン）検査 P.91

- 心疾患の基本的な検査のひとつ。そのほかの疾患の診断も行えます。
- おもに循環器では、①心拡大、②肺うっ血、③胸水貯留、④縦隔の拡大をみます。
- 正面画像の撮影に追加して側面画像の撮影を行うことで、心臓の状態の変化がわかります。
- 検査は簡易で苦痛なく検査でき、撮影した画像はすぐに確認できます。
- よりくわしい精査を行う場合は、CT撮影を行います。

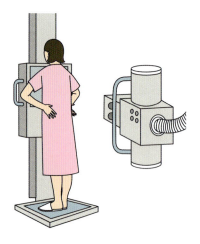

まずは、患者さんとたくさん話そう。わからないことも患者さんが教えてくれるかも。

心臓カテーテル検査 P.101

- 手や、脚の付け根の血管からカテーテルを通して、冠動脈の狭窄や心機能を評価する検査です。
- 心臓カテーテル検査室で熟練した医師と看護師、診療放射線技師、臨床工学技士などがチームを組んで実施します。
- 造影剤の使用によるアレルギーの出現や出血など、合併症をともなう危険性があり、事前に十分に患者さん・家族に説明し同意を得て行います。
- 検査の種類として、左心カテーテル検査（冠動脈造影、左室造影など）、右心カテーテル検査があります。冠動脈造影で狭心症が見つかった場合、PCIやバイパス手術などの方法で治療します。
- 右心カテーテルでは、スワン・ガンツカテーテルを使用します。
- 心臓カテーテル検査は、種類にもよりますが、1～2時間程度で終了し、入院も1～2泊で行うことができます。

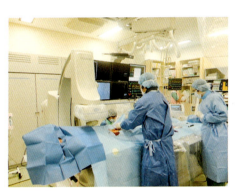

▼ 心臓カテーテル検査の流れ

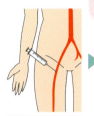
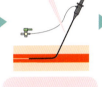
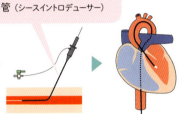

局所麻酔をして穿刺する → カテーテルを心臓まで進める → 造影剤を入れてX線撮影をする

カテーテルを入れるための管（シースイントロデューサー）

▼ 経胸壁心エコー検査

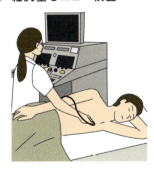

心エコー検査 P.97

- 超音波を心臓にあてて、その反射によって形態やはたらきをリアルタイムに調べることができます。
- 心房や心室の壁の厚さや動き、弁の形態や動きがわかります。
- カラードプラ法により心臓の中の血液の流れを見ることができます。
- からだへの負担が少なく、20～30分ほどで終了します。

▼ 経食道心エコー検査

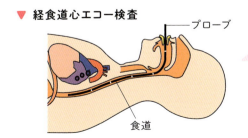

プローブ / 食道

・食道側から観察できるため、通常の心エコーでは見えない心臓の裏側を検査できる
・最も血栓ができやすい左心耳部を見ることができる
・胃カメラと同様に口から管を飲み込む必要があり、検査前は絶食が必要

4 | こんな治療をします

薬物療法 P.105

- 循環器疾患では、点滴・内服にかかわらず多くの薬剤を取り扱います。
- なかにはシリンジポンプを用いた微量投与が必要な薬剤、副作用をおこしやすい薬剤もあります。
- 安全な治療を受けるために、鎮静薬を使用したり、終末期の患者さんには緩和を目的とした薬剤を使用するケースもあります。

▼ 循環器のおもな薬剤

種類	適応	代表的な薬品	おもな副作用
降圧薬	高血圧は心筋梗塞・心不全などさまざまな疾患に影響する 急性期ではコントロールしやすい点滴で治療し、慢性期には内服へ切り替えていく	ニフェジピン エナラプリル　など	めまい 頭痛
利尿薬	心機能が低下すると腎臓にも影響する 利尿薬は水分とともに電解質を排出する場合もあるため、ナトリウム・カリウムなどの電解質の管理も必要	フロセミド アゾセミド スピロノラクトン	電解質異常 脱水
強心薬	急変時にも使用されることの多い薬剤 心臓の収縮力や血管の収縮を増強させて、血圧を上昇させる	ノルアドレナリン ドパミン ドブタミン	頻脈 不整脈
血管拡張薬	冠動脈の血流を改善させ、狭心症の発作を治めることができる薬剤 高血圧に使用されることもある	ニトログリセリン	頭痛
抗血栓薬	心筋梗塞・脳梗塞・肺塞栓症の治療や予防に用いられる おもに抗血小板薬と抗凝固薬に分類される	抗血小板薬：アスピリン、クロピドグレル、プラスグレル 抗凝固薬：ワルファリン、ヘパリン、リバーロキサバン、アピキサバン	出血傾向 皮下出血 鼻出血
抗不整脈薬	不整脈をおこしにくくする薬剤 種類も多く使い分けや量の調整も難しい	アミオダロン ベラパミル	別の不整脈

心臓カテーテル治療 P.22

- 狭心症・心筋梗塞の治療として、経皮的冠動脈形成術（PCI）があります。
- 不整脈のカテーテル治療として、**カテーテルアブレーション**、大動脈弁狭窄に対する経カテーテル大動脈弁置換術（TAVI）があります。
- いずれも、橈骨動脈、上腕動脈、大腿動脈などの動脈からカテーテルを心臓まで進めていきます。
- PCIでは造影剤を使用し冠動脈の狭窄部分を写しながら、狭窄部位にステントを植え込んだり、バルーンで血管を拡張させることにより虚血を解除します。その後、薬物療法を併用し、再狭窄がおこらないようにします。

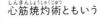
心筋焼灼術ともいう

▼ 高周波カテーテルアブレーション治療（RFCA）

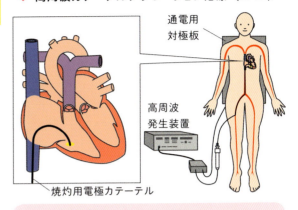

- 治療の対象となるのは、おもに頻脈性不整脈
- 不整脈のもととなる心筋組織部分に高周波の電流を流し、焼灼する
- 施行中は鎮静薬を使用するが、胸が熱くなるような感覚がある
- 術後は穿刺部の出血予防のため6時間ほどの安静が必要だが、翌日からは通常の生活ができる。おおよそ3日〜1週間程度の入院が必要

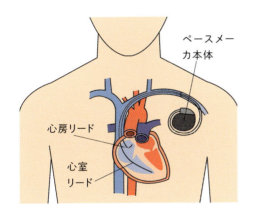

ペースメーカ挿入術 P.78

- ペースメーカ挿入術は、おもに徐脈性の不整脈に対する治療として行われます。
- 特殊なペースメーカとして、心臓の機能補助を行うCRT、心室頻拍や心室細動に対して除細動機能をもつICD、CRTとICDの両方の機能をもつCRT-Dというタイプがあります。
- ペースメーカの本体を前胸部の皮下に埋め込み、リードというカテーテル電極を心臓内に挿入し留置します。
- おおよそ1〜2時間の手術となります。
- ペースメーカには電池の寿命があるため、電池の消耗具合やそのほか適切に作用しているかなどを確認するため、定期的な受診が必要です。

1章 循環器病棟ってどんなとこ？

たまには、落ち込んじゃうこともあるよね。そんなときは思いっきりリフレッシュしよう。

2章 心臓の解剖を確認しよう！

この章では、心臓・血管系の解剖についてお話しします。
でも、今すべて覚える必要はありません。
少しずつ仕事に慣れていきながら、その都度必要な知識・よく使う知識を少しずつ頭に入れていきましょう。

1│心房・心室・弁

- 心臓は左右上下の4部屋に分かれています。左心系は、肺から戻ってきた血液を全身に送り出す体循環、右心系は全身から戻ってきた血液を肺に送り出す肺循環を担います。
- 心臓は収縮と拡張を繰り返し全身に血液を送り出すポンプのはたらきをしますが、1回の収縮ではまず心房が心室に血液を送り込み、次に心室から肺循環・体循環に血液を送り出します。
- 心臓の各部屋や大動脈、肺動脈の圧は正常範囲（基準値）がだいたい決まっています。右心系は低圧系であり、通常は左心系のおよそ5分の1程度の血圧です。しかし、心不全や肺塞栓、呼吸器疾患などでは肺動脈圧が上昇し肺高血圧になります。

▼ 心臓内部の構造

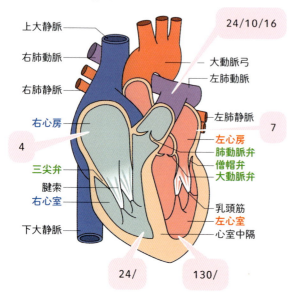

▼ 全身の循環

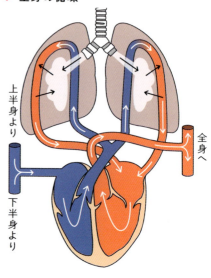

＊図中数字：圧の基準値（mmHg）

身近な臓器である心臓をこわがらないで、少しずつ学んでいこう！

2 | 冠動脈

- 冠動脈とは、心臓に酸素と栄養を供給する血管のことで、心臓をとりまいています。
- 冠動脈には、右冠動脈と左冠動脈があります。左冠動脈は左前下行枝と回旋枝に分かれます。冠動脈の場所を表すにはアメリカ心臓協会（AHA）による分類が用いられます。
- 3本の冠動脈のうち左前下行枝は左心室を最も広く灌流します。そのため左前下行枝の心筋梗塞（前壁梗塞）は左心室の機能低下をまねき心不全をおこしやすいです。

▼ 冠動脈

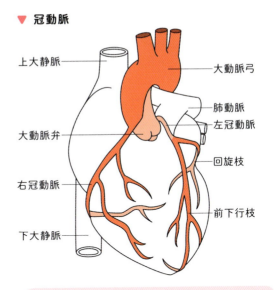

これは最初に覚えよう！

- 左冠動脈主幹部は LAD と LCX の共通の入り口
- もしここが詰まって心筋梗塞をおこした場合は、左心室の8割以上に影響する大きな心筋梗塞になり非常に危険
- 治療が間に合わず救命が困難なこともよくある

▼ 冠動脈の AHA 分類

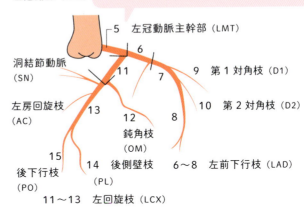

▼ 冠動脈の立体的関係

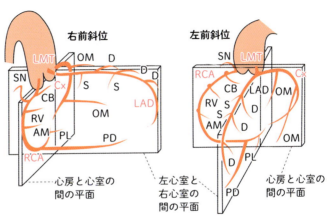

あなたの心臓も冠動脈につつまれているよ。立体的にイメージしてみよう。

3 | 全身の動脈と静脈

全身の動脈

- 動脈は触知の仕方も覚えましょう。緊急時やショックの場合は、どの部位で脈拍が触れるかで血圧の目安になります（橈骨動脈：80mmHg以上、大腿動脈：70mmHg以上、総頸動脈：60mmHg以上）。

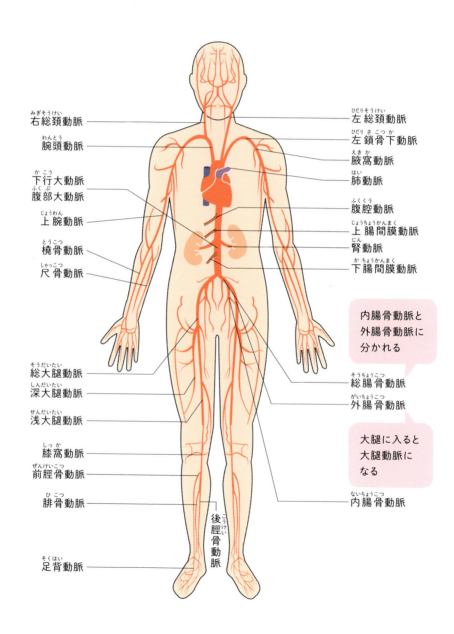

全身の静脈

- 中心静脈ラインは、内頚静脈や鎖骨下静脈、大腿静脈などから入れます。
- 永久ペースメーカ植え込みは、通常は腋窩静脈から行います（腋窩静脈は第1肋骨上縁を越えて胸腔内に入り鎖骨下静脈になる）。
- 四肢の静脈で深筋膜より深い部分を走行するものを深部静脈、皮下を走行するのは表在静脈といいます。下肢の深部静脈は腸骨静脈、下大静脈、心臓（右心系）へと還流していきます。これらの深部静脈に血栓が生じる病気を深部静脈血栓症（DVT）といいます。肺塞栓の原因になります。

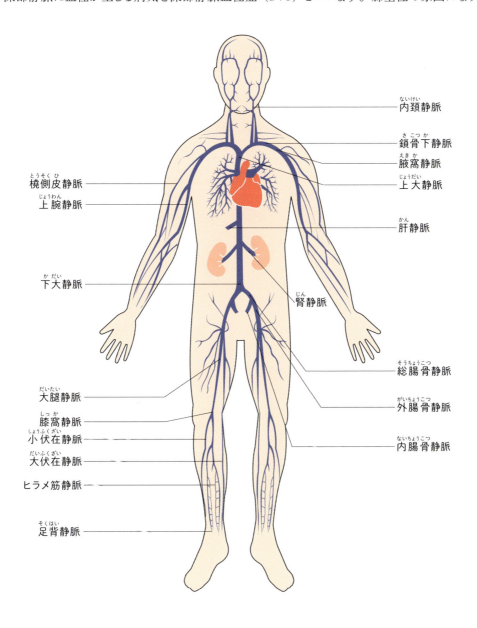

3章 患者さんが抱える疾患について知ろう！

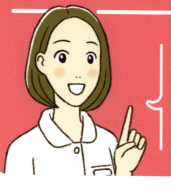

循環器病棟にはさまざまな心臓の病気、大血管の病気の患者さんが入院します。
心臓病には、冠動脈の病気、弁の病気、心筋の病気、不整脈、心膜の病気があります。
本章では、それぞれの疾患について解説します。

1｜狭心症・心筋梗塞

どんな病気？

- 動脈硬化などによる冠動脈の狭窄（きょうさく）や閉塞（へいそく）が原因でおこります。
- 狭心症は、冠動脈の狭窄があるため、労作（ろうさ）によって酸素需要が増加したときに一時的に酸素欠乏になり、胸痛が生じますが、安静により改善する状態です。
- 心筋梗塞は、冠動脈が完全閉塞し、安静時にも酸素欠乏状態となるため心筋の壊死（えし）がおこる状態です。
- 冠動脈が閉塞し心筋の壊死が進行していく時期は「急性心筋梗塞」で、致命的な不整脈や心不全、心破裂などを併発し死亡率が高い疾患です。その後、3〜4週間の経過で心筋梗塞に至った部分は瘢痕（はんこん）となり、心機能の低下は残りますが急変のリスクは低下して「陳旧性心筋梗塞（ちんきゅうせいしんきんこうそく）」の状態になります。

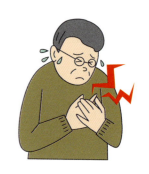

どんな症状？

- 狭心症では、**労作**にともなって**胸痛**がおこり、労作を中断すると改善するのが特徴です。　→ 急いで歩く、階段を上るなど / しめつける感じ、圧迫される感じ
- 不安定狭心症では、胸痛発作が軽い労作でおこったり、頻度や強度が強くなったり、安静時にもおこるようになります。
- 急性心筋梗塞では、強い胸痛が突然発症し、冷汗、不安感をともない30分以上持続するのが特徴です。
- **冠攣縮性狭心症（かんれんしゅくせい）** は夜間や早朝におこることが多く、胸痛で目が覚めたり、起床後の軽労作で胸痛を自覚するなどが典型的な症状です。　→ 失神や心室細動などの重篤な症状が出現することもある

あせらず、一つひとつゆっくり理解していこう。

▼ 狭心症・心筋梗塞の発症と分類

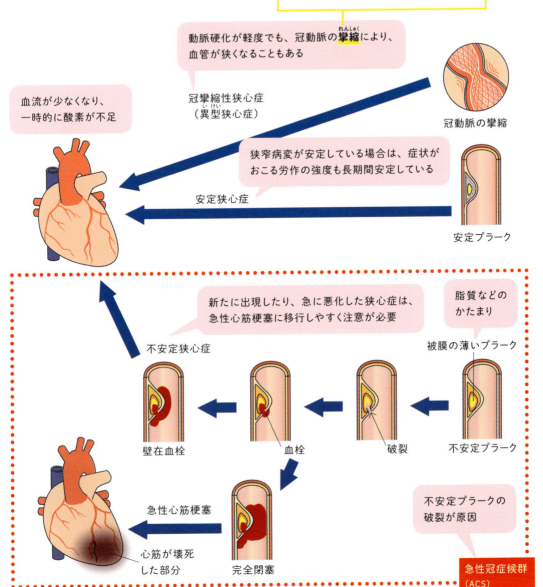

なんで？どうして？

心筋梗塞でも患者さんによって重症度がいろいろ

　冠動脈が閉塞して途絶えた血流が改善しなければ、2～24時間で心筋は壊死し、再生しません。冠動脈のどの部分が詰まったかによって、壊死する心筋の範囲も異なり、その範囲と程度に応じて心機能が低下します。

診断は?

狭心症
- トレッドミルやエルゴメータによる運動負荷心電図検査、心筋シンチグラフィ（RI）、**冠動脈CT**などの非侵襲的な検査を行います。
- このような検査で狭心症の可能性が高いと判断されれば、入院して心臓カテーテル検査（冠動脈造影）を行います。

> 心電図同期の造影CTで冠動脈の動脈硬化による狭窄を調べる

冠攣縮性狭心症
- 発作時の心電図変化をホルター心電図で調べます。
- 冠動脈造影の際に冠動脈に発作を誘発する薬剤（アセチルコリンやエルゴノビン）を注入して攣縮が出現するかをみる検査を行うこともあります。

> 胸痛と一致して心電図のST低下が出現するかを検査

▼ トレッドミル

▼ エルゴメータ

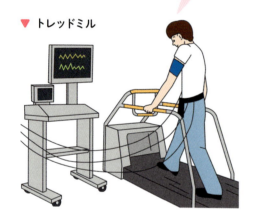
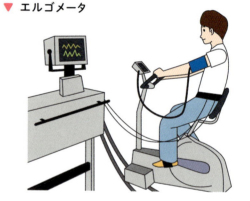

▼ 心筋シンチグラフィ

> 運動負荷やドブタミンやアデノシンなどの薬剤負荷を加え、ラジオアイソトープ（放射線を出す物質）で虚血心筋の部位を特定

ラジオアイソトープを含む医薬品を投与

CT撮影（負荷時/安静時）

運動負荷
薬剤負荷

急性心筋梗塞

- 急性心筋梗塞は心電図のST上昇から、発症から時間がたった陳旧性心筋梗塞は異常Q波から心筋梗塞の部位を診断することができ、心エコーで梗塞の部位に一致した心筋の収縮力低下を確認します。
- 急性心筋梗塞では急変するリスクが高く、閉塞した冠動脈を緊急で治療する必要があるため、迅速に診断を行い緊急冠動脈造影を行う必要があります。
- 急性心筋梗塞では、発症からの時間経過とともに心電図が変化し、採血検査で心筋逸脱酵素（CK、CK-MB、トロポニン）の上昇がみられます。

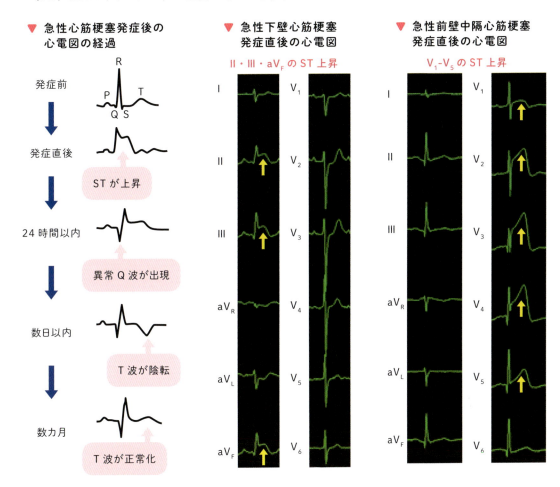

▼ 急性心筋梗塞発症後の心電図の経過

▼ 急性下壁心筋梗塞発症直後の心電図　II・III・aV_Fの ST 上昇

▼ 急性前壁中隔心筋梗塞発症直後の心電図　V_1-V_5の ST 上昇

▼ 急性心筋梗塞後の検査値の経過

	基準値	発症〜上昇	発症〜ピーク	発症〜正常化
心筋トロポニンT	0.10ng/mL 以下	3〜12 時間	24〜48 時間	5〜14 日
心筋トロポニンI	検査方法によって異なる	3〜12 時間	24 時間	5〜10 日
CK（クレアチンキナーゼ）	男性：60〜270 IU/L 女性：40〜150 IU/L	4〜8 時間	24 時間	2〜3 日
CK-MB	25 IU/L 以下	3〜12 時間	24 時間	2〜3 日

心臓以外の筋疾患では上昇せず診断に有用
発症後1週間以内であれば診断可能

4〜6時間ごとに検査し、ピーク値から心筋梗塞の大きさを評価できる（再灌流によりピークは高く、早くなる）

・心筋トロポニンは心筋の構造たんぱくであり、心筋障害時に有意に上昇する

治療は？

狭心症

- 冠動脈造影検査の結果をもとに、**経皮的冠動脈インターベンション（PCI）**や冠動脈バイパス術（CABG）など、どんな方法で血流改善を図るかの適応を決めます。

> 経皮的バルーン血管形成術や経皮的ステント留置術などがある

- PCI を施行する際には、血栓症予防のために抗血小板薬 2 剤併用治療（DAPT）として、アスピリンに加えて、プラスグレルかクロピドグレルを内服します。
- PCI や CABG の適応がない病変（末梢病変など）による狭心症では、**薬剤**により心筋血流をある程度増加させるとともに血圧や心拍数を低下させ、心筋酸素消費量を減少させることで症状の改善を図ります。

> 硝酸薬、カルシウム拮抗薬などの冠動脈拡張薬やβ遮断薬

- 冠攣縮性狭心症では、冠動脈拡張薬で治療します。

急性心筋梗塞

- 緊急冠動脈造影の後、PCI による再灌流療法を行います。PCI が困難なときは、CABG が必要となることがあります。
- 冠動脈造影ができない施設では、tPA（組織プラスミノゲン活性化因子）静注による血栓溶解療法を行うことがあります。

▼ 経皮的バルーン血管形成術

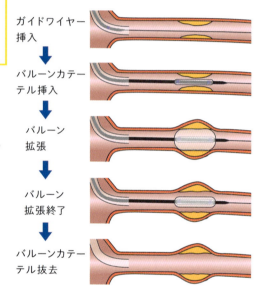

ガイドワイヤー挿入
↓
バルーンカテーテル挿入
↓
バルーン拡張
↓
バルーン拡張終了
↓
バルーンカテーテル抜去

▼ 冠動脈バイパス術（CABG）

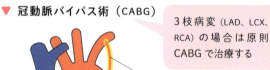

3 枝病変（LAD、LCX、RCA）の場合は原則 CABG で治療する

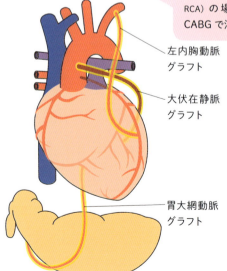

左内胸動脈グラフト
大伏在静脈グラフト
胃大網動脈グラフト

▼ 経皮的ステント留置術

バルーンにステントをかぶせたカテーテルを挿入
↓
バルーンをふくらませて血管壁に押しつける
↓
ステントを残し、バルーンをしぼませて抜く

どんな動作が心臓に負担がかかるのか？は覚えておこう。

看護ケアは？

狭心症・心筋梗塞の症状を知る
- 胸の痛みのほか左肩や左腕に広がる痛み、呼吸困難、息切れ、嘔吐、歯の痛み、背中の痛みなどを訴えることがあります。
- 5～10分以内でおさまる痛みなら狭心症、それ以上長く続く痛みなら心筋梗塞を疑います。
- 心筋虚血が広範囲に及ぶと、循環動態が破綻し心原性ショックとなることもあるため、胸痛の有無を確認する際は、ショック症状を呈していないかも確認する必要があります。

安静、体位調整
- 急性期の場合、心負荷の軽減、酸素消費量を最小限にするため十分な安静が必要となります。長時間の安静が必要となるため、患者さんや家族には安静の必要性を繰り返し説明し理解してもらうことが必要となります。
- 長時間の安静により腰痛が出現することがあるため、安楽に保てるようクッションなどで体位を調整したり、湿布薬の貼付などの工夫が必要です。褥瘡予防として、同一部位の圧迫をさけるために除圧します。

排便コントロール
- 環境変化、水分制限、精神的不安、安静を強いられることで便秘になりやすくなります。
- 努責は心臓への負担が大きくなるため、緩下剤の内服や制限内で水分摂取を促し排便コントロールに努める必要があります。

患者さんの生活背景・生活習慣を把握
- 高血圧、糖尿病、脂質異常症、肥満、喫煙、ストレス、加齢など長年の生活習慣病が、狭心症や心筋梗塞をひきおこす危険因子となります。
- 患者さん一人ひとりの生活背景・生活習慣を把握し、退院指導に役立てることが必要です。

✏️ 新人ナースあるあるメモ

胸痛の訴えがあったときどう対処する？

間違えた！困った！ 胸痛の訴えがあり、患者さんをひとり残して12誘導心電図やバイタルサイン測定グッズを取りに戻ってしまった。

こうすればだいじょうぶ！ まず患者さんに安静を促し、ナースコールなどで応援をよぼう。応援が来るまでに胸痛や呼吸状態の変化を観察し、絶対に患者さんから離れないように注意しよう。

ケアのポイント　胸痛時

- ✓ 胸痛の持続時間・頻度、労作時の胸痛の出現の有無などに注意が必要。心電図変化を確認
- ✓ ニトログリセリンの効果の有無を確認（心筋梗塞ではニトログリセリンの効果がない）
- ✓ 顔面蒼白やチアノーゼなどショック症状を呈していないか確認
- ✓ 糖尿病患者さんは胸痛の自覚があまりないことがある
  - →胸痛がなくても息切れや呼吸困難がないか確認

2 | 心臓弁膜症

心臓弁膜症のいろいろな種類

- 心臓には**4つの弁**がありますが、**弁のはたらき**に異常を認める疾患を心臓弁膜症といいます。 → 大動脈弁、僧帽弁、肺動脈弁、三尖弁 / 血液の流れに沿って開閉し、逆流をふせぐ
- 弁が**癒合**したり、硬化して開きにくくなったものを**狭窄症**、弁の閉鎖が不完全で血液が逆流してしまうものを**閉鎖不全症**といいます。 → 弁の組織がくっつく
- 大動脈弁膜症と僧帽弁膜症が大部分を占め、原因は以前は多数を占めていたリウマチ性弁膜症は減少し、高齢化に伴う弁の石灰化、変性による弁膜症が増加しています。
- 弁膜症の症状はおもに心不全症状で、労作時の息切れ、就寝後の呼吸困難や起坐呼吸がみられます。

▼ 心臓弁膜症の種類

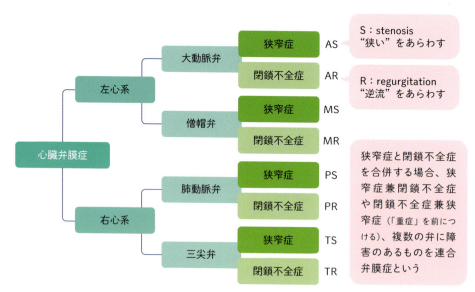

S：stenosis　"狭い"をあらわす

R：regurgitation　"逆流"をあらわす

狭窄症と閉鎖不全症を合併する場合、狭窄症兼閉鎖不全症や閉鎖不全症兼狭窄症（「重症」を前につける）、複数の弁に障害のあるものを連合弁膜症という

🖊 新人ナースあるあるメモ

二重負荷は回避しよう！

- **間違えた！困った！** リハビリ後すぐにシャワー浴を行ったら、患者さんに息切れや呼吸困難がみられ、顔面蒼白となりショック状態に陥ってしまった。
- **こうすればだいじょうぶ！** 連続した労作により心負荷がかかることで、心不全症状を増悪させてしまう。リハビリ・食事など労作後には30分以上は休憩し、連続した心負荷をかけないように注意しよう。

大動脈弁狭窄症

どんな病気?

- 10年以上の長期にわたって徐々に進行する大動脈弁の開放制限によりおこります。
- 左心室と大動脈の収縮期圧に差（圧較差）ができ、重症になるにつれ左室圧が上昇し圧負荷による**左室肥大**がおこります。　← 壁の肥厚
- 正常では3〜4cm^{2}の弁口面積が1cm^{2}以下、大動脈と左心室の収縮期の平均圧較差が40mmHg以上の重症になると、**三大症状**が出現してきます。　← 心不全、狭心痛、失神
- 初期は無症状ですが、症状が出現した後の予後は不良で、手術を受けなければ平均生存期間は、狭心痛出現後は5年、失神出現後は3年、心不全出現後は2年といわれ、突然死も多くみられます。
- 原因は、①加齢などによる大動脈弁の石灰化、②**先天性異常**、③リウマチ性心疾患があり、とくに①は近年の高齢化により著しく増加しています。　← 二尖弁など
- 聴診で前胸部の広い範囲（胸骨右縁第2〜3肋間が最強点）に**駆出性の収縮期雑音**が聞かれます。　← やすりをかけるような音といわれる　収縮中期に最も大きくなる

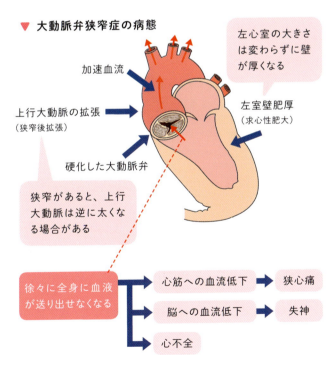

▼ 大動脈弁狭窄症の病態

▼ 大動脈弁狭窄症の病変

患者さんが、先生の説明をキチンと理解できているか確認しよう。

確定診断は?

- 心エコーで大動脈弁の肥厚、石灰化、開放制限を認め、大動脈弁を通過する血流速を連続波ドプラで計測することで、確定診断が行われます。血流速が4m/s以上であれば重症、5m/s以上であれば超重症です。

治療は?

- 重症で症状があれば、大動脈弁置換術の適応です。
- 手術のリスクが高い患者さんに対して、経カテーテル大動脈弁置換術が行われています。

▼ 大動脈弁置換術（AVR）　機械弁か生体弁に置き換える

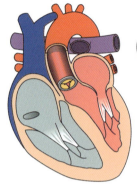
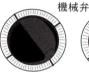

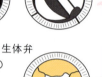

機械弁
- 金属でできている
- 耐久年数は長いが、抗凝固療法の継続が必要で若年者に使用される

生体弁
- 動物の心臓弁や心膜から作成されている
- 生体弁は15年程度の耐久性だが、手術後3カ月以降は抗凝固療法が不要となり、70歳以上の高齢者に用いられる
- TAVIで使用されるのは生体弁

▼ 経カテーテル大動脈弁置換術（TAVI）

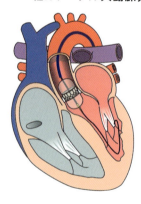

- 鼠径動脈からカテーテルで生体弁を挿入する
- 動脈に問題があるときは、心尖部から挿入する方法もある

ケアのポイント　大動脈弁狭窄症

- ✓ 排便コントロール：排便時の努責により心負荷が増大し、失神、突然死の原因となる。緩下剤の使用や水分摂取を促すなどの排便コントロールが必要となる
- ✓ 失神：心肥大により心臓は拡張障害を生じ、心拍出量が減少することで各臓器への循環血流量が低下する。脳への血流低下も認め、脳虚血にともなう失神をひきおこす原因となるため注意が必要
→患者さんが失神したら、安全を確保し、応援をよぶ。必要があればただちに心肺蘇生を行う

大動脈弁閉鎖不全症

どんな病気？

- 心臓の拡張期に大動脈弁がきちんと閉じないことで血液が逆流する弁膜症で、多くは無症状で徐々に進行し、逆流による容量負荷によって左心室は拡大します。
- 原因としては、大動脈弁自体の病変と**大動脈基部**の異常によるものがあります。
- 長期間重症の逆流が持続すると、左室拡大の進行とともに左心室の収縮力が低下し、心不全を発症します。
- 大動脈解離や感染性心内膜炎によりおこる急性の重症大動脈弁閉鎖不全の場合は、左室拡大はなく重症の急性心不全をきたします。
- 聴診では、前胸部の広い範囲（胸骨左縁第3〜4肋間が最強点）に拡張期の**高調な雑音**が聞かれます。

確定診断は？

- 心エコーで大動脈弁の評価を行い、左心室の拡大と駆出率、カラードプラでの逆流の重症度（到達距離、幅）、**逆流血流速の変化**などをもとに重症度を診断します。必要に応じて大動脈（基部）造影により、逆流の程度を確認します。

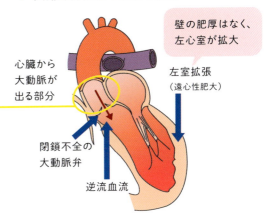

▼ 大動脈弁閉鎖不全症の病態

風の吹くような音で重症ほど急速に小さくなる

▼ 大動脈弁閉鎖不全症の原因

大動脈弁自体の病変
・先天性二尖弁・四尖弁 ・リウマチ性 ・感染性心内膜炎 ・加齢変性による石灰化 ・粘液腫様変化 ・心室中隔欠損症 ・バルサルバ洞破裂 ・外傷性
大動脈基部の異常
・加齢による大動脈拡大 ・結合組織異常（マルファン症候群、エーラス-ダンロス症候群など） ・大動脈解離 ・梅毒や自己免疫性に大動脈炎をおこす疾患

重症になると拡張期の大動脈圧は低下しやすくなり、逆流血流速も低下しやすくなる

治療は？

- 大動脈弁閉鎖不全症による心不全症状があれば、外科的大動脈弁置換術の適応です。
- 大動脈基部の異常をともなう場合には、ベントール手術が行われます。
- 症状がない場合でも、左室径と左室駆出率によって予後改善のために手術適応が決められています。
- 経過観察期には左心室の拡大の進行を抑える目的で、ACE阻害薬やアンジオテンシンⅡ受容体拮抗薬（ARB）が使用されます。

▼ ベントール手術

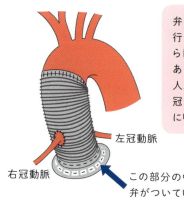

弁置換に加えて上行大動脈を基部から置換する必要があるため、弁付き人工血管を使用し、冠動脈をグラフトに吻合する

右冠動脈　左冠動脈　この部分の中に人工弁がついている

なんで？どうして？
左室径と左室駆出率によって手術適応を決めるのは？

大動脈弁閉鎖不全症が重症になると、左心室が拡大し、その後、駆出率低下し、心不全が悪化していきます。駆出率が低下してから手術をしても改善が乏しいことが知られており、駆出率が低下する前の手術がすすめられています。

ケアのポイント　大動脈弁閉鎖不全症

✓ 心不全症状：心拡大により心臓の収縮力が低下し、心拍出量が低下することで左心不全症状が認められる。末梢冷感、チアノーゼ、易疲労感、労作時呼吸困難などの症状には注意が必要
　→症状を発見したら速やかに医師に報告し対処しよう

✓ 手術適応となれば、患者さんの不安を軽減するようにかかわり、手術準備の援助をしよう

僧帽弁狭窄症

どんな病気？

- こどもの頃にかかったリウマチ熱が原因となり、20年以上の長期にわたって徐々に僧帽弁の開放制限が進行して発症します。
- 左心房から左心室への血液の流入障害がみられ、左房圧が上昇し心拍出量が低下してきます。長期にわたって無症状ですが、正常の3〜5cm^{2}の弁口面積が1.5cm^{2}以下になると、心不全症状が出現してきます。
- 左房圧の上昇に伴って左心房が拡大し、経過中に心房細動に移行することがほとんどです。心房細動への移行時に心不全を発症することもあります。
- 心房細動に移行した場合、左房内血栓が形成されやすいので**ワルファリン**による抗凝固療法が必要です。

▼ 僧帽弁狭窄症の病態

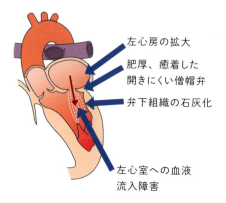

左心房の拡大
肥厚、癒着した開きにくい僧帽弁
弁下組織の石灰化
左心室への血液流入障害

僧帽弁狭窄症では、新規抗凝固薬はワルファリンに比べて血栓予防効果が低い

- 原因のほとんどがリウマチ性ですが、近年、日本ではリウマチ熱が減少し僧帽弁狭窄症は減少しています。高齢者や透析患者さんなどで僧帽弁の石灰化による僧帽弁狭窄症が認められることがあります。
- 聴診では、Ⅰ音の増強、Ⅱ音の後の**僧帽弁開放音（OS）**、拡張期の**低調な雑音**が聞かれます。

> フィンガースナップ（指パッチン）のような音といわれる

> 遠雷様、ボーリングのボールがレーンを転がるような音などといわれる

確定診断は？
- 心エコーで僧帽弁の肥厚、石灰化、開放制限を認め、僧帽弁を通過する血流速波形をドプラで計測し僧帽弁口面積を推定することで、診断されます。

治療は？
- 心不全をともなわない軽症の患者さんでは、心房細動時のワルファリンによる抗凝固療法およびβ遮断薬やジギタリス製剤による頻拍のコントロールを行います。
- 心不全症状がある患者さんでは、外科的な僧帽弁置換術（MVR）、経皮的僧帽弁交連裂開術が行われます。

▼ 経皮的僧帽弁交連裂開術（PTMC）

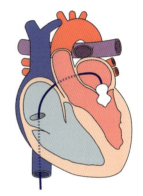

- PTMCが可能かどうかは、心エコーによる弁の可動性、肥厚や石灰化の程度、弁下組織の変化など僧帽弁の形態により判断される
- PTMCの合併症として逆流の悪化があり、中等度以上の僧帽弁閉鎖不全症が合併している場合はPTMCはできない

ケアのポイント　僧帽弁狭窄症

✓ 脳梗塞、塞栓症：左心房内に血液がうっ滞することで血栓が形成され、脳梗塞、塞栓症のリスクが高くなる。神経学的徴候（四肢の脱力感、構音障害、めまいなど）には注意が必要

→症状を発見したら速やかに医師に報告し、CTやMRI撮影の準備をしよう

✓ 心不全症状：左心不全症状に加え、左心房より上流の血液うっ滞による右心不全症状も出現してくる。肝機能低下や、食欲低下、消化不良などの消化器症状にも注意が必要

僧帽弁閉鎖不全症

どんな病気？

- 収縮期に僧帽弁がきちんと閉じないことで左心室から左心房へ血液が逆流してしまう弁膜症です。
- **弁自体の異常が原因でおこるもの**は、僧帽弁逸脱やリウマチ性が多く、無症状で徐々に進行し、逆流による容量負荷によって左心室と左心房は拡大します。
- 長期間重症の逆流が持続すると、左心室・左心房の拡大が進むとともに左心室の収縮力が低下し、心不全を発症します。
- 腱索断裂、急性心筋梗塞による乳頭筋不全、感染性心内膜炎などによる急性の重症僧帽弁閉鎖不全では、左心室の拡大は認められず、重症の急性心不全をきたします。
- **左心室の拡大をきたす疾患**でみられるものは、左心室の拡大とともに僧帽弁輪が拡大したり、**腱索が拡張した左室壁に引っ張られ**、僧帽弁逆流が生じます。
- 聴診では、前胸部（胸骨左縁第4肋間〜心尖部が最強点）、場合によっては側胸部や左背中側に、全収縮期の**高調な雑音**が聞かれます。

確定診断は？

- 心エコーで僧帽弁の評価を行い、左心室・左心房の拡大と駆出率、カラードプラでの逆流の重症度（到達距離、幅）などをもとに重症度を診断します。必要に応じて左室造影により逆流の程度を確認します。

治療は？

- 僧帽弁閉鎖不全による心不全症状があれば、僧帽弁形成術（MVP）や僧帽弁置換術（MVR）の適応です。
- 症状がない場合でも、左心室の大きさと左室駆出率によって予後改善のために手術適応が決められています。
- 経過観察期には、左心室の拡大の進行を抑える目的でACE阻害薬やアンジオテンシンⅡ受容体拮抗薬（ARB）が使用されます。

僧帽弁閉鎖不全症の原因

一次性MR
僧帽弁逸脱、リウマチ性、感染性心内膜炎

二次性MR
拡張型心筋症、陳旧性心筋梗塞、大動脈弁閉鎖不全症など

→ テザリングという

→ 聴診器の膜型を指でこすったときに聴診器で聞こえる音といわれる

僧帽弁閉鎖不全症の病態

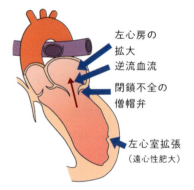

左心房の拡大
逆流血流
閉鎖不全の僧帽弁
左心室拡張（遠心性肥大）

ケアのポイント　僧帽弁閉鎖不全症

✓ **心不全症状**：血液の逆流により心拍出量は低下し、四肢末梢冷感、チアノーゼ、易疲労感、呼吸困難などの症状がみられる。各臓器への血流も低下し、腎血流量の低下にともなった腎機能低下、尿量低下となり左心不全症状が悪化するため注意が必要

→心不全かな？と思ったら安静を促し、速やかに医師に報告し対処しよう

感染性心内膜炎

どんな病気?

- 心内膜に感染をおこし、菌塊が増殖することにより持続性菌血症をきたす疾患です。
- 心臓弁膜症、先天性心疾患、人工弁置換術後、ペースメーカ植込み術後などの基礎疾患に、抜歯などの歯科治療や歯周病、アトピー性皮膚炎や蜂窩織炎、手術、静脈留置カテーテル感染などによる菌血症が加わって発症します。
- 心臓弁膜症の患者さんに発症することがほとんどですが、細菌によって弁が破壊されるため、閉鎖不全症が急速に悪化し心不全を発症することがあります。
- 細菌によって形成された疣腫が血流にのって広がり、脳梗塞などの塞栓症や脳膿瘍や化膿性脊椎炎などの血行性感染をひきおこします。
- 起炎菌により経過に差があり、ブドウ球菌感染では弁の破壊の進行が早いことが知られています。
- 持続する発熱・倦怠感・食欲不振・体重減少・関節痛などの非特異的な症状で発症します。
- 身体所見では80〜85%では心雑音が聴取されるといわれ、眼瞼結膜や四肢にみられる微小血管塞栓による点状出血は出現頻度の高い所見です。

確定診断は?

- 通常の心エコーで弁に付着した疣腫が認められれば、診断は可能ですが、確定的な所見が得られない場合は経食道心エコーで詳細に観察する必要があります。
- 起炎菌に合った抗菌薬による治療が成否の鍵ですので、抗菌薬投与前に8時間ごと、連続3回以上の血液培養が必要です。

治療は?

- 抗菌薬を長期間投与します。炎症所見が改善しても疣腫内に細菌が生存しているため、4〜6週間の抗菌薬投与が必要です。抗菌薬投与でも感染がコントロールできない場合、疣腫の径が10mmを超え塞栓症のリスクが高い場合、弁膜症の悪化により心不全をきたす場合、人工弁感染の場合には早期の外科的手術が必要です。

▼ 僧帽弁の感染性心内膜炎で認められた疣腫の心エコー画像

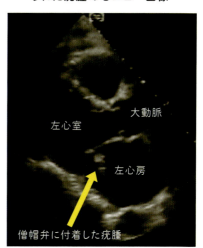

ケアのポイント　感染性心内膜炎

- ✓ くり返す発熱や全身倦怠感などの感染症状に対して、クーリングなどのケアをしよう
- ✓ 長期的な抗菌薬投与が必要なため、副作用に注意しながら確実に投与しよう

3 | 不整脈

どんな病気?

- 心臓の脈うつリズムが**規則正しいリズム（洞調律）でないもの**を**不整脈**とよびます。
- 不整脈だとわかるためには、**洞調律でない**とわかることが大切です。
- では、規則正しいリズム（洞調律）とはどんなものでしょうか?

▼ 洞調律波形

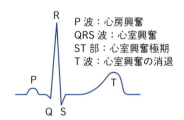

P波：心房興奮
QRS波：心室興奮
ST部：心室興奮極期
T波：心室興奮の消退

▼ 洞調律の電気的興奮の流れ

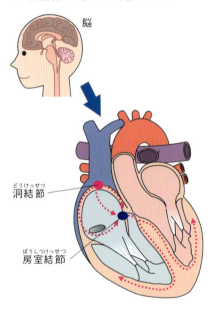

からだの状態を脳で感知し洞結節へ指令を出す

↓

洞結節が電気信号を心臓に出す

↓

いったん中継所（房室結節）を介して心臓全体に伝わる

この経路で伝わると、規則正しいリズム（洞調律）となる

波形については6章で説明

不整脈の種類は? P.64〜

- 不整脈とわかれば次に、**脈の速さで3つに分類**します。

原因

- 不整脈は、心臓の電気的興奮の発生そのものの異常や、電気の伝わる回路中の異常によっておこります。
- 基礎疾患として、心筋梗塞や弁膜症、心筋症などの心疾患をはじめ、薬剤の影響、電解質異常なども原因となります。

脈が速い（頻脈）
100回/分以上

心房細動	AF
心房粗動	AFL
発作性上室頻拍	Paf
心室頻拍	VT
心室細動	VF

脈が遅い（徐脈）
60回/分未満

洞不全症候群	SSS
房室ブロック	AV block

脈が飛ぶ（期外収縮）

心房期外収縮	PAC
心室期外収縮	PVC

まずは、洞調律から覚えよう。洞調律以外は不整脈です。

どんな症状に注意すべき？

- 多くの不整脈は動悸として自覚されます。
- 不整脈のなかには、**低心拍出量症候群**をきたすものもあり注意が必要です。

意識障害や血圧の低下をともなう

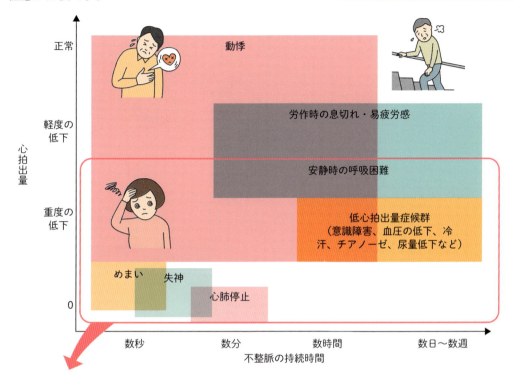

ケアのポイント　不整脈の患者さんを見つけたら…

- ✓ 意識状態の確認：意識がない場合、呼吸をしているか、頸動脈の脈が触れるかを確認→いずれも確認できなければ、すぐに応援をよんで心肺蘇生を開始！
- ✓ バイタルサインの確認：意識レベルが問題なく、呼吸をしていれば、落ち着いてバイタルサインをチェック。血圧低下があれば、すぐに医師へ報告しよう
- ✓ 不整脈時の12誘導心電図をとる：そのときの症状（動悸やめまいなど）も記録しよう

新人ナースあるあるメモ

モニターをつけたのに…？

間違えた！困った！ 患者さんの清拭実施のため、いったん心電図モニターを外し、終了後にモニターを装着。その後、心電図モニターの記録が途絶えていたことに気がついた。心電図の送信機を確認すると、電源がOFFとなっていた。

こうすればだいじょうぶ！ 処置後にモニターを装着した際は、心電図の送信機の電池切れや電源が入っていない可能性があるため、すぐに心電図波形が復旧しているか確認をしよう。

不整脈患者さんは、とっても不安に思ってます。ゆっくりかかわろう。

治療は？

- 不整脈の種類によっては、根本的な治療をせず、不整脈をもちながら生活を送るケースも少なくありません。
- 不整脈の治療は、種類によってさまざまです。

▼ 内服薬

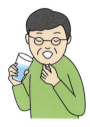

脈を速くしたり遅くする薬、リズムを整える薬などを使用する

▼ 電気的除細動

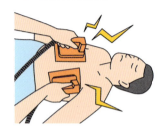

不整脈が原因で低心拍出量症候群をおこしたり、失神する場合に使用する

▼ カテーテルアブレーション

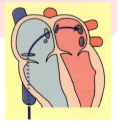

心臓の中に治療用のカテーテルを持っていき、不整脈が出ている場所を治療する（頻脈性の不整脈のみ有効）

クライオアブレーション治療（冷やす）　　高周波カテーテルアブレーション治療（焼く）

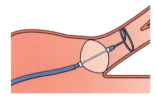
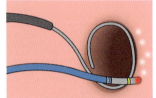

▼ ペースメーカ P.78

ペースメーカ　　リードレスペースメーカ

脈が遅い不整脈の場合、ペースメーカにより遅くなるのを防ぐ

（画像提供：日本メドトロニック株式会社）

▼ メイズ手術

外科的に不整脈の元を治療する

弁膜症の手術や冠動脈バイパス術を行う場合に同時に行う

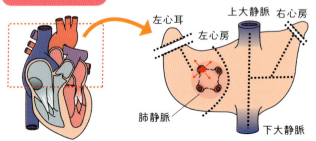

背中側から心房を見た図

左心耳　上大静脈　右心房
左心房
肺静脈
下大静脈

①異常な興奮が伝わらないように心房を小さく切って、吻合（最近は実際に切離せず、高周波アブレーションやクライオアブレーションが行われている）
②左心耳を切除または閉鎖（血栓予防）

4｜動脈疾患（大動脈瘤、大動脈解離）

どんな病気？

大動脈瘤

- 動脈硬化などにより、血管の一部がもろくなることで大きく膨らみ、瘤を形成した状態のことをいいます。
- 大動脈瘤は一般に無症状で、多くは偶然に発見されます。瘤の部分は拡大し、手術を行わなければ、いずれは破裂します。
- いったん破裂すると救命困難なことが多く、たとえ救命できても重篤な後遺症を残すことが多いため、いつ介入のための治療が必要かを正確に判断することが重要です。
- 大動脈のどの部位に瘤ができるかによって、胸部大動脈瘤、胸腹部大動脈瘤、腹部大動脈瘤と分類されます。
- 腹部大動脈瘤は、腎動脈より下にできることが多いです。頻度は少ないですが、腎動脈上や腎動脈を巻き込む腹部大動脈瘤もあります。

大動脈解離

- 大動脈の内膜に**エントリー**が生じて、血管腔が真腔と**偽腔**に分かれる状態を大動脈解離といいます。
- 大動脈解離の原因としては、先天性（マルファン症候群などの結合組織異常）、動脈硬化性、外傷性があります。
- 大動脈解離において、DeBakey分類、Stanford分類は治療法を決定するために最低限必要です。
- ドベーキー分類は解離のエントリーの位置によって分類され、スタンフォード分類は上行大動脈に解離が及んでいるかどうかで分類され、いずれも治療法を区分するために行われている分類です。
- スタンフォードA型の場合、発症すると死亡率が高く、緊急に手術する必要があります。
- 解離のステージ分類は、発症より2週間以内を急性期、3週目以降3カ月までを亜急性期、まる3カ月経過し、4カ月目以降を慢性期とします。

▼ 大動脈瘤の発生場所による分類

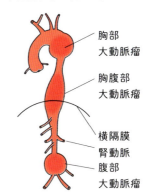

- 胸部大動脈瘤
- 胸腹部大動脈瘤
- 横隔膜
- 腎動脈
- 腹部大動脈瘤

エントリー ＝ 内膜が破けること

偽腔 ＝ 中膜内にできたスペースのこと

▼ 大動脈瘤の形状による分類

紡錘状瘤

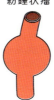

- 動脈全周が拡張した状態
- 大動脈の正常径は一般に胸部で3cm、腹部で2cmとされており、正常径の1.5倍以上になったものを瘤とよぶ

嚢状瘤

- 動脈壁の一部が嚢状に拡張した状態
- 大きさにかかわらずその形態によって診断される
- 一般に嚢状瘤のほうが大きさにかかわらず破裂しやすく、より危険であるといわれている

▼ 大動脈解離の発生

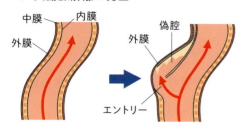

▼ 大動脈解離の分類

	I	II	III
ドベーキー分類	上行から下行大動脈以下、腹部大動脈にまで及ぶ広い範囲の解離	上行大動脈にのみ解離あり	IIIa：下行大動脈にのみ解離あり IIIb：下行大動脈から腹部大動脈に及ぶ解離
スタンフォード分類	A		B
	上行大動脈に解離あり		上行大動脈に解離なし

なんで？どうして？

急性大動脈解離が危険なわけ

　急性大動脈解離は疑わないと診断できません。救急外来を受診する理由はさまざまです。高血圧や胸背部の激烈な疼痛で受診する患者さんばかりではありません。なかには、無症状や失神にともない、痛みを忘れている場合もあります。腹痛を主訴に受診し、腸炎や筋肉痛と診断され帰宅してしまう場合もあります。また、強い胸痛で受診したとしても、心電図や採血で急性心筋梗塞を除外されて、家に帰されてしまうケースもあります。

✎ 新人ナースあるあるメモ

大動脈解離の患者さん…トイレの後の激痛はなに？

間違えた！困った！ スタンフォードA型（偽腔血栓閉塞型）で内科的治療中の患者さん。入院して10日たち、徐々にリハビリで安静度も拡大していた。トイレで努責をかけた後、背中の激痛を訴えられた。

こうすればだいじょうぶ！ 再解離が疑われるため、医師に連絡してベッドで安静にしてもらい、両上肢またできれば両下肢の血圧を測る。CT撮影の準備もしよう。

患者さんの解離の範囲はどれぐらいかな？分類を見ながら考えてみよう！

診断は?

- 動脈瘤は、基本無症状です。多くの患者さんは他疾患のスクリーニングや画像診断で偶然に発見されます。
- 瘤病変診断をするには、疑うことからはじめなければなりません。一度疑念を抱いたなら、勇気をもって造影CTを考慮すべきです（腎機能障害のある患者さんでは最初、単純CTで検査を行うことがある）。

症状と身体所見

- 動脈瘤径が4cmを超える腹部大動脈瘤の場合、触診にて臍周囲に拍動性腫瘤を触知することが多いです。聴診では、腹部大動脈や腸骨動脈の走行に一致して血管雑音を聴取することがあります。
- 胸部大動脈瘤では、**嗄声（させい）**や**嚥下障害（えんげしょうがい）**、胸腹部圧迫感を主訴として来院する患者さんには、いつ発症で、症状は進行性であるのかを確認します。症状が出現していたら、かなり瘤径が大きくなっていることが予想されます。 → 食道を圧迫することでおこる / 反回神経を麻痺させることでおこる
- 破裂・**切迫（せっぱく）破裂**・急性解離では疼痛がほぼ必発で、突然発症し、多くは激痛であるのが特徴です。 → 破裂の直前を意味する
- 胸背部痛に意識障害や**四肢灌流障害**をともなっていれば、それだけで急性解離である可能性が高く、早急な対処が必要です。 → 四肢の冷感、しびれ、疼痛、チアノーゼ（皮膚や粘膜が青紫色になった状態）

▼ 大動脈瘤・大動脈解離の検査

X線検査	・単純X線撮像では、小さな瘤を検出することは困難。とくに腹部大動脈瘤やその切迫破裂では、X線写真上の特徴的所見はみられない ・胸部大動脈瘤については、X線写真上の大動脈拡大や蛇行の所見から診断されることがある ・大動脈解離や胸部大動脈瘤破裂については、大動脈弓部拡大、胸水貯留、心陰影拡大から診断されることがある	いずれにしても、疾患を前提に疑わなければ診断は難しい
エコー（超音波）検査	・エコー検査により、腹部大動脈瘤の有無の確認および瘤の大きさ（瘤径）の測定が可能。侵襲がなく、スクリーニングに適している ・大動脈解離の存在、範囲や胸水、心膜液、大動脈弁閉鎖不全の有無についても診断可能 ・胸部大動脈については、経胸壁エコーでは十分な情報は得られず、経食道エコーのほうが血管径・壁在血栓の有無などの描出が可能	とくに大動脈解離の診断に役立つ
CT検査	・瘤径、瘤の範囲や形態、壁在血栓の有無、大動脈解離の範囲、胸水・心膜液貯留の有無の評価にきわめて有用	急性期診断では、経食道エコーよりもさらに簡便で短時間に最も正確な情報が得られる
血管造影検査	・大動脈瘤と分枝との関係をクリアに描出し、ステントグラフト内挿術や人工血管置換術時の中枢側、末梢側の位置決めや遮断・吻合部位の決定に有用	

治療とケアは？

- 腹部大動脈瘤は5cm、胸部大動脈瘤は6cmを超えた場合に人工血管置換術の適応となります。あるいは半年で4mm以上拡大した場合も手術適応となります。
- 急性大動脈解離ではスタンフォードA型は手術適応で、それ以外は降圧治療を含めた内科的治療が中心になります。

内科的治療

- いったん大動脈瘤ができてしまうと、そこから降圧しても、さらに血糖や血中コレステロール値を低下させても、瘤の拡大を抑制できません。
- 内科的治療では、唯一禁煙のみが瘤の拡大を抑制することができるといわれています。
- 大動脈解離については、急性期においてスタンフォードB型あるいはスタンフォードA型であっても偽腔血栓閉塞型で安定している患者さんでは、内科的治療を行います。集中治療室への入室が原則で、**血圧**、意識状態（脳血流）、**尿量**（腎血流）をみながら、脳虚血、腎虚血にならない**降圧**を心がけます。

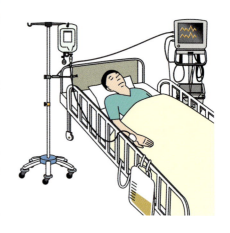

- 血圧 → 動脈圧モニターで管理
- 尿量 → 時間尿で管理
- 降圧 → 降圧目標は収縮期血圧100〜110mmHg程度

外科的治療

- 腹部大動脈瘤の手術術式は、動脈瘤部分を切除しY字グラフトまたはストレートグラフトといった人工血管に置きかえる人工血管置換術です。
- 大動脈解離については、切迫破裂、心タンポナーデ、急性大動脈弁閉鎖不全による心不全、重要臓器の虚血症状が出現した場合、ドベーキーIあるいはII型（スタンフォードA型）において人工血管置換術の適応になります。

なんで？ どうして？
胸部大動脈瘤の手術が腹部大動脈瘤より難しいわけ

重要な血管分枝の再建が必要で、開胸にともなう呼吸器合併症や主要臓器の機能不全の合併がおこりやすいため、難易度が高くなります。

▼ 大動脈瘤の手術

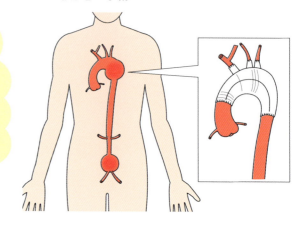

急性期治療はこわいかもしれないけど、日に日に元気になっていく患者さんとかかわれる期間だよ。

大動脈瘤の治療：ステントグラフト内挿術

- ステントグラフトとは、ステントといわれる金属でできたバネの部分を、グラフトといわれる人工血管で被覆したものです。
- カテーテルを用いてステントグラフトを血管の中に留置することにより、瘤に直接的に血圧がかからないようになり、破裂の予防が行えます。
- この方法だと両鼠径部を数cm切開するだけで治療が行えるため、胸部や腹部を大きく切開する必要がなくなり、生体により少ない負担で動脈瘤の治療ができるとされています。このため、急速に増加していますが、術後も瘤が拡大し再治療が必要になる場合もあり、慎重な経過観察が必要です。

▼ 日本で使用可能なステントグラフトデバイスの例

腹部　EXCLUDER®
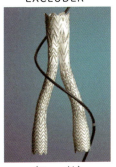
（Gore社）

胸部　Zenith® TX2®
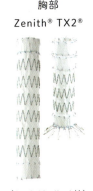
（Cook Medical社）

▼ ステントグラフト内挿術
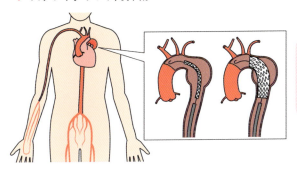

▼ 大動脈解離・大動脈瘤の部位による症状
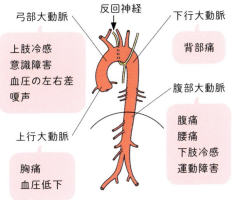

弓部大動脈：上肢冷感／意識障害／血圧の左右差／嗄声
反回神経
下行大動脈：背部痛
腹部大動脈：腹痛／腰痛／下肢冷感／運動障害
上行大動脈：胸痛／血圧低下

ケアのポイント　大動脈瘤・大動脈解離

- ✓ 大動脈解離・大動脈瘤の部位による症状の有無を確認しよう
- ✓ 血圧コントロール（100～110mmHg台で）：Aラインを挿入し持続的にモニタリング
  - →過度な血圧低下は脳虚血・腎虚血になるため**尿量**や**意識レベル**の低下がないか注意！
- ✓ 大動脈解離は激痛をともなうため、鎮静薬を使用し、疼痛コントロールを行う
  - →疼痛の悪化は解離の拡大（大動脈瘤の場合は破裂）が疑われるため、医師に報告しよう
- ✓ 安静の保持：労作による血圧上昇予防
  - →安静が強いられるため、同一体位による腰痛などの症状を緩和しよう
- ✓ 排便コントロール：努責による血圧上昇を予防しよう
- ✓ 弓部大動脈周辺に反回神経あり→圧迫されると麻痺して**誤嚥リスク**！
- ✓ 退院後の生活指導：血圧、内服、食事、排便コントロールを行おう

急な入院や安静が強いられる患者さんは苦痛がいっぱい。少しでも安静にすごせるように援助してね。

5 | 心膜・心筋疾患

急性心膜炎

どんな病気？

- 心膜（壁側心膜、臓側心膜）に炎症がおこり、胸痛、発熱、息切れ、咳嗽などの症状があらわれます。
- 心膜下の心筋に炎症が及び、心膜心筋炎に至ることもあります。
- 前駆症状として、かぜ様症状が存在することがあります。
- 胸痛は、鋭く差し込むような痛みで、坐位や前屈で軽減し、吸気、咳嗽、仰臥位で増強します。頸部、背部、肩、上腕にも広がります。
- **心膜摩擦音**が聴取されることがあります。
- 原因としては、特発性（原因不明）が4％、ウイルス21％、結核菌4％、細菌6％、自己免疫疾患23％、尿毒症6％、腫瘍35％と報告されています。
- 心膜液が大量に貯留した場合、**心タンポナーデ**をきたします。
- 多くの場合、経過良好で、症状と炎症所見は1週間以内にピークに達し、3〜4週間の経過で自然治癒します。

▼ 心膜の構造

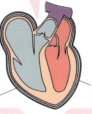

心膜と心外膜は大血管の基部で連続してつながっており、閉鎖した心膜腔を形成する

臓側心膜 — 心臓側の膜 いわゆる心外膜
心膜液
壁側心膜 — 外側の膜 いわゆる心膜

生理的には心膜腔内に15〜50mL程度ある

収縮期・拡張期を通して聞こえる聴診器をひっかくような高調な雑音
心膜液の存在下に心膜と心外膜がすれ合うことが原因とされ、経過中約85％の症例で聴取される。心膜液が大量になると音量は減少する

▼ 心タンポナーデ

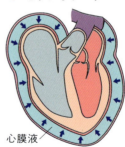

心膜液

大量の心膜液により心室が拡張しにくくなる

・右心への静脈還流障害
・中心静脈圧上昇
・心拍出量低下

▼ 急性心膜炎の検査所見

採血検査	・CRP上昇、白血球増多、赤沈亢進などの炎症所見を認める
心電図	・ほとんどすべての誘導で下向きに凸のST上昇を認める ・異常Q波やST低下（aV_R以外）はみられない ・炎症の改善とともにSTは低下し、陰性T波が出現する
心エコー	・心膜液貯留がみられることが多い

▼ 心膜穿刺

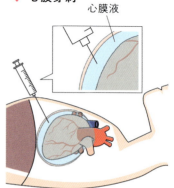

心膜液

どんな治療をするの？

- 非ステロイド抗炎症薬、コルヒチン、副腎皮質ステロイドなどの薬物治療を行います。
- 心タンポナーデを合併する場合、**心膜穿刺**が有効です。
- 原因が特定される場合は、それぞれの原因に対する治療を行います。

なんで？どうして？

どうして心タンポナーデになるの？

心タンポナーデは、心膜液が急速に増えて心臓を圧迫し、心臓の拡張障害から心拍出量が低下する状態です。原因は、急性心膜炎のほかに、心筋梗塞にともなう心破裂、PCIによる冠動脈穿孔、大動脈解離、心臓腫瘍からの出血などです。頻脈、血圧低下、吸気時に10mmHg以上血圧が低下する所見（奇脈）を認め、心エコーで心膜液により右心房や右心室が圧迫された所見で診断されます。緊急で心膜ドレナージを行うことが必要です。

ケアのポイント　心膜炎

- ✓ 胸痛に対し、**NSAIDs**（エヌセイド）を使用する　　非ステロイド系抗炎症薬　炎症をおさえるとともに、症状軽減に役立つ
- ✓ 安静を保持しよう
- ✓ 心タンポナーデの症状（Beckの3徴：**血圧低下、静脈圧上昇、心音減弱**）に注意しよう
  → 心膜穿刺の際は心膜液の量と性状を観察し、バイタルサインの変化に注意しよう

収縮性心膜炎

どんな病気？

- 急性心膜炎後や長期間の心膜の炎症により、心膜が肥厚するとともに壁側と臓側心膜が癒着し石灰化をともなって、心臓をしめつけるようになった状態です。
- 原因として、かつては結核性心膜炎の治療後が多かったのですが、現在は、ウイルス性、慢性腎不全に対する血液透析、膠原病、悪性腫瘍やそれにともなう放射線治療、開心術による癒着が原因の収縮性心膜炎が多くなっています。
- 炎症により硬化した心膜により心臓の拡張が制限され、とくに右心不全による静脈怒張（頸静脈など）、腹水や胸水の貯留、浮腫、肝うっ血、胃腸からのたんぱく漏出などをきたします。

▼ 収縮性心膜炎

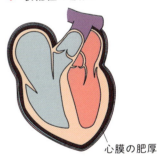

心膜の肥厚

心外膜と心膜がくっついて、石灰化し硬くなって、さらに拡張できなくなる

▼ 収縮性心膜炎の検査所見

胸部X線・CT	・心膜に一致した石灰化を認める
心エコー	・硬化し肥厚した心膜を認める ・左心室の後壁の拡張障害や心室中隔の異常運動、ドプラ法における特徴的な僧帽弁血流波形で診断される
右室圧（スワン・ガンツカテーテルで測定）	・√（ルート）のような形に、拡張期の始まりに一時的に低下した後、高く平坦な圧波形がみられ、dip and plateau（ディップアンドプラトー）といわれる

▼ ディップアンドプラトー

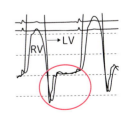

どんな治療をするの？

- 軽症であれば、利尿薬でうっ血症状を軽減できます。
- 重症例では、根治的治療として心膜剥離術が行われます。90％で症状が改善、50％の症例で症状が消失しますが、死亡率が高く5〜19％とされています。

急性心筋炎

どんな病気？

- 心筋に炎症がおこり、心筋障害、刺激伝導系の障害から心不全や不整脈をきたす疾患です。
- 多くの場合、上気道炎や胃腸炎のような症状が先行します。胸痛を自覚する場合もあります。その後、数時間から数日の経過で心不全症状や房室ブロック、心室性不整脈（心室期外収縮、心室頻拍、心室細動）が出現します。
- 短期間に低心拍出量状態をきたす場合や、コントロールできない致死性不整脈をきたす最重症例は劇症型心筋炎といわれます。
- 心筋炎の多くはウイルス、細菌、真菌などの感染が原因で、とくにウイルス性が多いと考えられています。
- 薬剤、放射線、自己免疫疾患などによるものや特発性（原因不明）のものもあります。

▼ 急性心筋炎の検査所見

心電図	・房室ブロック、QRS幅の拡大、R波減高、異常Q波、ST-T変化、低電位がみられることがあり、重症例では短時間に変化が進行する ・多発性心房期外収縮、心室期外収縮、上室頻拍、心房細動、心室頻拍、心室細動、心静止などの多彩な不整脈がみられる
採血検査	・CRPとCK、CK-MB、トロポニンなどの心筋逸脱酵素の上昇がみられる ・ウイルス感染の診断には、急性期と2週間以上後のウイルス抗体価を比較する。4倍以上に上昇すれば診断できるが、確定できるのは10％程度
心エコー	・心筋の浮腫と壁運動低下がみられ、重症例ほど壁運動低下が著明 ・心膜液貯留がみられることもある
心臓MRI	・心筋の浮腫がみられる ・慢性期には、ガドリニウムによる遅延造影で心筋障害を評価することができる
心筋生検	・発症10日以内に行うことが、確定診断に有用

どんな治療をするの？

- カテコラミンを増量しなければならない重症例では、大動脈内バルーンパンピング（IABP）や経皮的人工心肺補助装置（PCPS）の早期導入で心筋への負荷を軽減します。
- 急性期を乗り切れば心機能は改善することが多いですが、改善が乏しい場合や、いったん改善しても、その後に徐々に心機能が低下することがあります。

> **ケアのポイント** 心筋炎
> - ✓ 不整脈が多いため心電図モニタリングが重要！
> - ✓ 心不全の管理が大切！
> - ✓ 重症例ではIABP・PCPSを使用して循環動態を維持する
>   →機器トラブルや挿入部、循環動態変化を観察しよう

肥大型心筋症

どんな病気？

- 肥大型心筋症は、原因不明の左心室または右心室の肥大をきたす疾患です。**収縮は正常ですが、拡張機能の低下による心不全（HFpEF）をきたす**ことがあります。（p.52）
- 約半数に家族内発症（常染色体優性遺伝）が認められるので、家族歴の聴取も重要です。
- 少数例では、**収縮期に肥大心筋のために左心室の大動脈弁直下（左室流出路）や中部（乳頭筋のある部分）が著しく狭くなって、血液の駆出障害をきたします。** → 閉塞性肥大型心筋症（HOCM）
- 一般的に自覚症状や身体所見の異常は乏しいですが、閉塞性肥大型心筋症では収縮期雑音が聴取されます。
- 立ちくらみ、眼前暗黒感、失神、動悸などの症状がある場合は、HOCMや不整脈発作の可能性があります。

▼ 肥大型心筋症

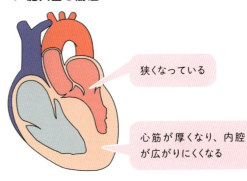

狭くなっている

心筋が厚くなり、内腔が広がりにくくなる

▼ 肥大型心筋症の検査所見

心電図	・左室肥大、陰性T波、ST-T変化、異常Q波がみられることがある
心エコー	・非対称性左室肥大がみられる（左心室の一部のみの肥大で中隔に多い） ・心尖部のみの肥大を認める場合、心尖部肥大型心筋症（APH）といわれる ・HOCMでは、収縮期に左心室内狭窄とカラードプラで早い血流を認める

どんな治療をするの？

- 一般的に予後は良好で定期的な経過観察が行われますが、重症のHOCM、心筋障害が進行して左室収縮力が低下し拡張型心筋症様になる拡張相肥大型心筋症は予後が悪く、治療が必要です。
- 健常者に比較して不整脈による突然死や心房細動の発症が多いため、ホルター心電図などによる不整脈の検査が必要です。

- HOCMでは心筋収縮力を低下させるβ遮断薬、Ca拮抗薬（ベラパミル、ジルチアゼム）、抗不整脈薬（ジソピラミド、シベンゾリン）を投与し左室内の狭窄を軽減します。
- ペースメーカ植込み、カテーテルで冠動脈中隔枝にエタノールを注入して心筋肥大部の収縮を軽減する経皮的心室中隔心筋焼灼術（PTSMA）、外科的心筋切除術を行う場合もあります。
- 心室頻拍や心室細動などの致死性不整脈に関しては、植込み型除細動器（ICD）を植え込むこともあります。

拡張型心筋症、二次性心筋症

どんな病気？

- 拡張型心筋症は、原因不明の心筋障害と左室拡大をきたす疾患です。
- 肥大型心筋症とは対照的に、家族発症は少なく、進行性で予後は不良です。
- 二次性心筋症は原因が明らかな心筋症で、原因としては、炎症（サルコイドーシスなど）、代謝異常、膠原病、神経・筋疾患（筋ジストロフィー、重症筋無力症など）、腫瘍、薬物性、アルコール性などがあります。

▼ 拡張型心筋症

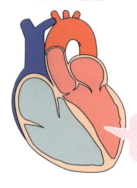

心室の内腔が大きくなり、収縮しにくくなる

▼ 拡張型心筋症、二次性心筋症の検査所見

心電図	・左室肥大、陰性T波、ST-T変化、異常Q波、QRS幅延長、脚ブロック、心室内ブロックがみられる ・重症では、心室頻拍や心室細動など重症心室性不整脈がみられることがある
胸部X線	・心陰影の拡大を認める ・心不全を合併する場合は、肺うっ血像や胸水の貯留がみられる
採血検査	・心不全の悪化とともにBNPやNT-proBNPが上昇する ・心筋トロポニンが高値を示す例は、予後不良とされている
心エコー	・左室心筋の収縮はびまん性に低下し、心電図上のQRS幅の延長を認める例では収縮の非同期もみられる
心臓MRI	・ガドリニウムの遅延造影像が心筋障害（線維化）を示すとされ、遅延造影される範囲が広いほど予後が悪いことが知られている

どんな治療をするの？

- 心不全の悪化を抑えるために、ACE阻害薬やARB、β遮断薬が有用です。
- 必要に応じて心不全の治療、不整脈の治療を行いますが、薬物での治療でコントロールできない心不全や重症不整脈をきたす患者さんでは、心移植の適応についての検討を行い、それまでの橋渡しとしての経皮的心肺補助装置（PCPS）や左室補助装置（LVAD）を検討します。

なんで？どうして？

心サルコイドーシスってどんな病気？

　サルコイドーシスは、全身のさまざまな臓器に肉芽腫ができる疾患です。心臓に病変を認める場合、心サルコイドーシスといいます。初期には心エコーで、心筋の一部が線維化して薄くなる、壁運動が一部低下するなどの所見が認められますが、進行すると拡張型心筋症と区別ができなくなり、致死性不整脈、脚ブロックや房室ブロックをきたす場合もあります。

　心筋生検で、サルコイド結節（非乾酪性類上皮細胞肉芽腫）がみられれば心サルコイドーシスの確定診断を行うことができますが、発見される率は20％程度とされています。ステロイドが予後を改善します。PETやGaシンチグラフィでみられる心筋の炎症所見は診断に重要であるとともに、ステロイド治療の効果判定にも重要です。

ケアのポイント　心筋症

- ✓ 肥大型心筋症：致死性不整脈のためICDが考慮される
- ✓ 拡張型心筋症：心臓ポンプ機能補助＋除細動のためCRT-Dが考慮される
- ✓ 退院後の生活指導：血圧、体重、飲水、内服、食事、受診タイミングについて指導しよう

4章 心不全って…どんな状態?

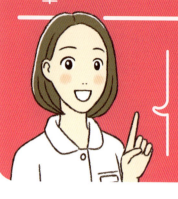

心不全って病名じゃないってよく聞きますよね。
心不全は、虚血性心疾患・不整脈・弁膜症などが原因でおこります。気づきました? 心不全を知れば、循環器疾患はこわくなくなります。
では、この心不全の世界を少しのぞいてみましょう。

1 | 心不全とは?

- 心臓は、全身の臓器と肺に血液を送るポンプの役割をしています。心不全とは、このポンプのはたらきがさまざまな原因により悪くなり、十分に血液が送れなくなった状態です。
- 全身の臓器へは左心室が、肺には右心室が血液を送ります。左心室のポンプ機能が低下すれば左心不全、右心室のポンプ機能が低下すれば右心不全とよびます。

▼ 心不全の一般向け定義[1]

心臓が悪いために、息切れやむくみがおこり、だんだん悪くなり、生命を縮める

▼ 心不全の病態

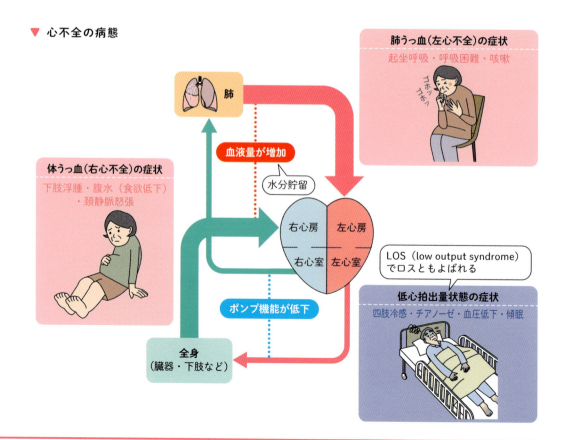

心不全の症状は？

- 全身の臓器に十分血液が送れなくなることにより、さまざまな==症状==や==徴候==が出現します。
- 必要な血液が全身の臓器に送れないために出現する低心拍出量状態の症状や徴候と、心臓の手前に水分が貯留することによるうっ血の症状や徴候が出ます。
- うっ血の症状や徴候は、左心不全と右心不全によって異なります。

> 患者さん本人が感じる主観的症状（胸が痛い、苦しい、動悸がするなど）

> 客観的にみてわかるもの（浮腫・乏尿・血圧低下）

📝 新人ナースあるあるメモ

認知症じゃなくて低心拍出量状態の症状だった！！

間違えた！困った！ もともと気丈な○○さん。入院してからモニターを外したり寝たり起きたりと落ち着かない様子。その様子を見て家族は不安に…。

こうすればだいじょうぶ！ 低心拍出量状態では脳の血流も低下し、一過性のせん妄や認知症に似た症状が出ることがある。家族には低心拍出量状態による症状の可能性を説明し、安心してもらおう。

心不全の時間経過

- 心不全の多くは、急性心不全の新規発症で入院となり、心不全治療が開始となります。心不全治療を開始すると、心臓のポンプ機能や心不全の症状は改善しますが、正常にまでは回復しません。
- 心機能や心不全症状が正常にまで戻らなくとも、心不全治療や心臓自身の代償反応によって、心機能や心不全症状がコントロールできている状態を慢性心不全といいます。
- 急性心不全や慢性心不全の急性増悪による再入院を繰り返すことで、心機能は急激に悪化していきます。

なんで？どうして？

心不全は治らない？

心不全入院歴のある患者さんは、平均で5年間に約半数が亡くなります。この予後は、肺がんよりは良好で、前立腺・乳がんよりは不良です。つまり、軽快＝完治とはいえず、病気とつきあっていく必要があることの説明が重要です。

▼ 心不全の経過

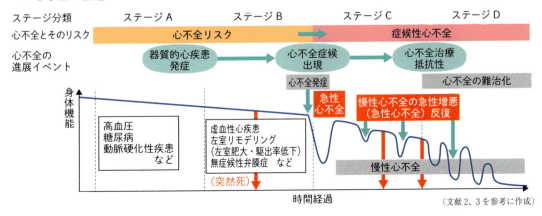

（文献2、3を参考に作成）

難しく考えないで！ただそばに寄り添うのも、大切なこと。

2 | 急性心不全

急性心不全の病態

- 急性心不全とは、心臓のポンプ機能の急激な低下により、低心拍出量状態とうっ血状態が短期間でおこり、心不全の症状や徴候が急性に出現や悪化した状態です。

原因は？

- 急性心不全は、新規発症や慢性心不全の急性増悪により出現します。
- 新規発症の場合は、急性の**心筋障害**や**急性弁機能不全**や心タンポナーデや急性肺塞栓などが原因です。
- 慢性心不全の急性増悪の場合は、感染やコントロール不良の高血圧や**不整脈**の出現や自己管理不足などが原因です。

> 急性心筋梗塞や急性心筋炎など

> 感染性心内膜炎など

> 心房細動や完全房室ブロックなど

なんで？ どうして？

尿量が少ないのに何で利尿薬を投与しないの？

うっ血＝利尿薬投与と考えないで！ CS3所見のように、低心拍出量状態での尿量低下の可能性もあります。その場合、利尿薬を投与してしまうと、さらに循環血液量を低下させ、血圧の低下や腎機能の悪化をまねきます。患者さんの病態をきちんと評価してから、利尿薬投与を考慮することが大切なのです。そのために使う分類については、これから説明します（→ p.50）。

急性心不全の検査・診断

- 急性心不全の患者さんは、重症の場合は急激な呼吸状態の悪化やショックとなることがあります。適切な検査を進め、速やかな診断と適切な治療を開始する必要があります。

① 急性心不全と思われる患者さんの病院到着時には、血圧、SpO₂、心電図モニターなどのバイタルサインや不整脈の有無をチェックします。

② 症状の経過や基礎心疾患の有無などの病歴を聴取し、**身体診察**によりうっ血や低心拍出量状態の有無を確認します。

③ 12誘導心電図、胸部X線、採血（**BNP**測定）、心エコーの検査を行い、心不全以外の疾患の除外をしたうえで、最終的に急性心不全と診断します。

> 経皮的動脈血酸素飽和度
> パルスオキシメーターで測る値のこと

> 脳性ナトリウム利尿ペプチド
> 心臓への負荷の指標となる

> 聴診や触診など

▼ 急性心不全の検査・評価の流れ

10分以内 トリアージ	次の60分以内 迅速評価	次の60分以内 再評価
四肢冷感・血圧 心拍数・呼吸数 SpO₂・体温 心電図モニター 病態評価 （クリニカルシナリオ分類）	うっ血・末梢低灌流評価 血液検査（BNP/NT-proBNP） 12誘導心電図 心エコー 肺エコー 胸部X線（胸部CT検査）	四肢冷感・血圧・心拍数・呼吸数 SpO₂・体温 うっ血・末梢低灌流評価 （ノーリア・スティーブンソン分類） 必要に応じて 心エコー・心電図などの再検

（文献4より改変）

急性心不全の治療

- 急性心不全は、できるだけ速やかに適切な治療を開始することが重要です。そのため、クリニカルシナリオ（CS）の分類を使用します。
- CSは、来院時の収縮期血圧から急性心不全の病態をすばやく把握し、治療選択ができるように分類されています。
- CS1：急激な血圧上昇によって心臓と肺に負担がかかり肺うっ血状態となり、急速に呼吸状態が悪化します。**息苦しい**と血圧が上がり、さらに肺うっ血状態が悪化するという悪循環に陥ります。悪循環を断ち切るために、血管拡張薬を使用し、速やかに血圧を下げます。

> 症状を緩和するためにモルヒネを使用することもある

- CS2：水分貯留による心不全発症のため、利尿薬による除水が中心となります。
- CS3：低心拍出量状態やショック状態のため、強心薬投与や、IABPやPCPSなどの機械的補助循環装置が必要となる場合があります。急性心不全の原因がわかれば、**原因疾患に対する治療**を行います。CSによる超急性期治療に並行して、うっ血・低心拍出量状態の有無から心不全の病態を把握します。

> 急性心筋梗塞に対するPCI（→p.22）など

▼ 急性心不全に対する初期対応におけるCS分類

分類	CS1	CS2	CS3	CS4	CS5
主病態	肺水腫	全身性浮腫	低灌流	急性冠症候群	右心機能不全
収縮期血圧	>140mmHg	100〜140mmHg	<100mmHg	—	—
病態生理	・充満圧上昇による急性発症 ・血管性要因が関与 ・全身性浮腫は軽度 ・体液量が正常または低下している場合もある	・慢性の充満圧/静脈圧/肺動脈圧上昇による緩徐な発症 ・臓器障害/腎・肝障害/貧血/低アルブミン血症 ・肺水腫は軽度	・発症様式は急あるいは緩徐 ・全身性浮腫/肺水腫は軽度 ・低血圧/ショックの有無により2つの病型あり	・急性心不全の症状・徴候 ・トロポニン単独の上昇ではCS4に分類しない	・発症様式は急あるいは緩徐 ・肺水腫なし ・右室機能障害 ・全身的静脈うっ血徴候
治療方針	肺水腫 血管拡張薬 ± 利尿薬	体液貯留 利尿薬 + 血管拡張薬	低心拍出量 ・体液貯留がない場合は容量負荷 ・強心薬で改善がない場合は血行動態評価 ・低血圧・低灌流が持続する場合は血管収縮薬 心原性ショック ・薬物治療+補助循環		

（文献5より改変）

▼ 急性心不全の病態把握の流れ

急性冠症候群・右心不全の除外 → 収縮期血圧 → うっ血の有無 wetまたはdry → 低灌流の有無 coldまたはwarm

- 病態の把握方法としては、**心係数と肺動脈楔入圧**による Forrester 分類（フォレスター）と、心不全の臨床所見に基づいてうっ血と低心拍出量状態を把握する **Nohria-Stevenson 分類**（ノーリア・スティーブンソン）があります。
- 心不全の症状のひとつである、呼吸困難の程度から心不全の重症度を分類する方法として、NYHA 分類は臨床で多く使用されます。

> スワン・ガンツカテーテルを用いて計測→ p.101

> 最近は侵襲の低いこの分類を使用することが多い

▼ フォレスター分類

L/分/m²

心係数 2.2

I 肺うっ血（−）末梢循環不全（−）治療：経過観察	II 肺うっ血（＋）末梢循環不全（−）治療：利尿薬、血管拡張薬
III 肺うっ血（−）末梢循環不全（＋）治療：輸液、強心薬	IV 肺うっ血（＋）末梢循環不全（＋）治療：強心薬、利尿薬、血管拡張薬、補助循環

18
肺動脈楔入圧（mmHg）

（文献6より改変）

▼ NYHA 心機能分類をひとことでいうと！

分類	症状
I	症状なし
II	階段のぼったら はあ、はあ…息切れ
III	平地を歩いていても、はあ、はあ…息切れ
IV	家でじっとしていても、はあ、はあ…息切れ

▼ ノーリア・スティーブンソン分類

小さい脈圧
四肢冷感
傾眠傾向
低 Na 血症
腎機能悪化

低灌流の所見

	なし	あり
なし	dry-warm	wet-warm
あり	dry-cold	wet-cold

うっ血の所見

起坐呼吸、頸静脈圧の上昇、浮腫、腹水、肝頸静脈逆流

（文献7より改変）

急性心不全の看護

- 急性心不全は、早期に治療を開始することが予後改善の鍵といわれています。初期対応する看護師は、迅速に病態・重症度を把握し、症状の改善・苦痛緩和へのケアを開始することが重要となります。

ケアのポイント

- ✓ **クリニカルシナリオ**を用いて初期対応を予測しよう
- ✓ **ノーリア・スティーブンソン分類**を用いて観察しよう
- ✓ **安全・安楽な体位**を確保し、呼吸困難を軽減させよう
- ✓ **精神的苦痛**に目をむけメンタルヘルスケアをしよう

来院時の血圧に注目しよう

- クリニカルシナリオは、来院後2時間ほどの治療方針に役立ちます。一時的な指針のため、心電図・X線・動脈血液ガス・心エコー・<u>聴診</u>などを用いて、軌道修正しながら異常の徴候を見逃さないことがポイントです。 ─ 肺音・心音・呼吸音
- モニタリングのみを鵜呑みにはせず、訴えや身体所見もあわせての評価が必要です。

全身を視て触って感じて

- ノーリア・スティーブンソン分類は、侵襲的処置を必要とせず、うっ血・末梢循環不全の有無でどのような心不全か判断できます。
- うっ血指標となる起坐呼吸・浮腫と、末梢循環不全指標となる末梢冷感・傾眠傾向を観察し、患者さんが必要とするケアにつなげながら dry・warm 状態をめざします。

患者さんの訴えに耳を傾けよう

- 突然の発症や侵襲的処置により、精神面は不安定になります。ストレスはカテコラミンを分泌させ、心不全に悪影響を与えるといわれ、鎮痛・鎮静・せん妄管理は重要です。
- 今後の経過がイメージできるような説明、不安や疑問を訴えやすくなるような声かけも重要です。患者さん・家族が体験している苦痛を医療スタッフが理解していることを、言葉であらわすこともポイントになります。
- 高齢者では、音楽などで感覚を刺激し、時間感覚をカレンダーを用いて維持することもせん妄管理のうえで重要となります。

なんで？ どうして？

なんで坐位にするの？

坐位になると、横隔膜が下がり肺が広がるため呼吸がしやすくなり、重力により心臓に戻る血液も少なくなって、呼吸が楽になります。仰臥位になると、重力の影響が少なくなって下半身から心臓へ血液が戻りやすく、増えた血液量に心臓が対応できず、呼吸が苦しくなります。

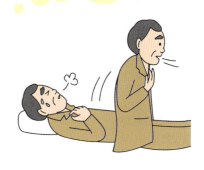

3 | 慢性心不全

慢性心不全の病態

- 慢性心不全とは、慢性的な心機能低下による低心拍出量状態とうっ血状態の症状・徴候が持続する状態です。
- 重症度・予後は、心機能低下の程度や、心不全治療の程度・**併存疾患**の有無により異なります。 ── 慢性腎臓病（CKD）や慢性閉塞性肺疾患（COPD）や貧血
- 心機能低下は、心臓の収縮力が低下すると思われがちですが、心不全の患者さんの約半数は心臓の収縮能が保たれた拡張能障害が主体の心不全（HFpEF）です。
- HFpEFは、収縮能が低下した心不全（HFrEF）とくらべて高齢（とくに女性）で高血圧や糖尿病を合併している患者さんに多く、腎臓や肺・貧血などの併存疾患の合併もHFpEF発症にかかわっています。

▼ 慢性心不全の原因

血管（冠動脈）の病気	虚血性心疾患
心筋の病気	拡張型・肥大型心筋症・サルコイドーシスなど
心臓に負担を与える病気	高血圧・弁膜症・貧血・敗血症など
不整脈	心房細動・洞不全症候群・房室ブロック

慢性心不全の検査・診断

- 慢性心不全と思われる患者さんに対して、まず症状、既往・患者背景、身体所見、心電図・胸部X線の検査所見を確認します。

冠動脈の評価：心電図・CT・カテーテル検査など
心筋の評価：採血・心臓MRI・心筋シンチグラフィ・心筋生検など

▼ 慢性心不全の検査・診断の流れ

① 1つ以上心不全を疑う所見があれば、BNP・NT-proBNPを確認 → ② BNP・NT-proBNPが上昇していれば、心エコー検査を行う → ③ 慢性心不全の診断がつけば、**原因・併存疾患の有無を評価**する

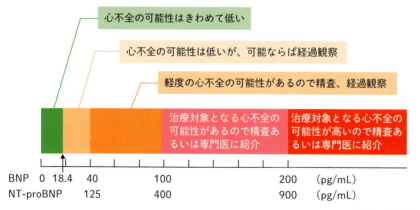

（文献8より引用改変）

慢性心不全の治療

- 心不全の治療は、発症前（ステージA・B）の介入が推奨されています。

▼ 心不全治療の介入時期

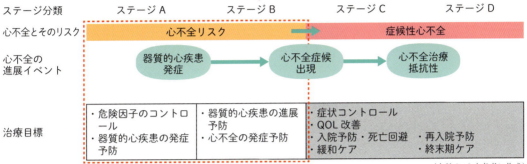

（文献2、3を参考に作成）

- 原因疾患の**治療**により心機能の改善が予想される場合には、積極的な治療を行います。
- 心不全は併存疾患の合併率が高く、ほかの診療科との協力も重要なポイントとなります。
- 高齢者では、身体予備能力の低下が、健康障害をおこすきっかけとなります。よく食べて動くという、栄養＋運動をセットに、多職種で共同し体力を低下させない取り組みを心がけましょう。

①虚血性心疾患に対するPCIやCABG
②弁膜症に対する弁置換術
③徐脈・頻脈性不整脈に対するカテーテルアブレーション・ペースメーカなど

✏ 新人ナースあるあるメモ

BNP上昇＝心不全ではないの？

間違えた！困った！ BNP300台での入院。心不全の増悪（うっ血）と思っていたら、脱水での入院だった。

こうすればだいじょうぶ！ BNPの上昇は心不全増悪指標に活用されるが、患者さんごとの心機能や併存疾患により、その値は異なる。BNPは高齢、貧血、心房細動があると上昇し、肥満で低下するともいわれ、ただBNPが高いだけでは心不全の悪化とは限らないことを知っておこう。

慢性心不全の看護

- 慢性心不全は、すべての心疾患の終末的な病態といわれ、急性増悪のたびに重症化します。
- 自己管理能力の向上が慢性心不全の予後改善につながるといわれていますが、自己管理遵守率は50%と低く、自己管理をいかに生活のなかに取り込めるかが重要になります。

▼ 心不全のステージと看護目標

ステージA	ステージB	ステージC	ステージD
心臓によい生活 疾患・冠疾患予防	心不全発症予防 リモデリング・進展予防	症状コントロール QOL改善 患者教育 入院予防 予後改善	症状コントロール QOL改善 再入院の回避 終末期の目標設定

ケアのポイント

- ✓ **病態・増悪因子**を把握しよう
- ✓ 体験した症状を**振り返り**、症状と心不全を**つなげよう**
- ✓ セルフモニタリング・生活状況を把握しよう
- ✓ **多職種**で継続したサポートをしよう

患者さんの心機能を把握しよう

- 飲水過多で入院歴のある患者さんを「また飲水過多での入院」と思い込むことがあります。しかし、心機能が低下すると、療養努力では心不全増悪は予防できません。
- 入院を繰り返す患者さんについて、これまでの増悪因子が今回の増悪因子とは限らないことを忘れず、客観的に評価することが大切です。心機能を正しく把握して、増悪予防の教育を続けるか、病態に基づいた新たな療養行動を支援するか、考えましょう。

増悪因子を明らかにしよう

- 患者さんが、入院前の状態について「休まないと歩けなかった」「なぜか寝つけずテレビを見ていた」と言うのに、その体験を心不全症状と結びつけて考えなかったということがあります。
- 患者さんが生活上不都合と感じた体験を、心不全増悪の症状とつなげることができてはじめて、今後おこる急性増悪時の対処行動につながります。

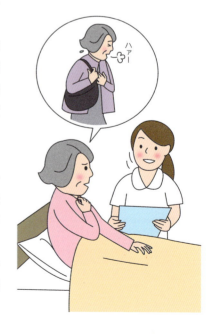

新人ナースあるあるメモ

コンプライアンスが悪い？

間違えた！困った！ 何度言っても、利尿薬を自己調節してしまい、指示をまもれない患者さんがいる。どうしたらいいの？

こうすればだいじょうぶ！ できないのではなく、患者さんは"夜の頻尿"に困っているという場合がある。困っているから薬を自己調節してしまう。行動しない理由を知れば、薬のタイミングを変更する支援がみえてくる。"できない"だけでなく、できない理由を聞いてみよう。

行動の意味を知ろう

- 心不全増悪予防には療養行動が重要ですが、「体重は測っている。でも体重と心臓が関係してるとは知らず食べすぎと思ってた」と行動と対処行動がつながらないことがあります。
- 血圧・体重・水分管理の状況だけでなく、**療養行動する意味**を理解して行動していたかを把握することが必要です。
- 生活のなかに取り込む管理の継続には、**仕事・生活習慣を考慮**した個別的な療養行動獲得への支援が重要です。

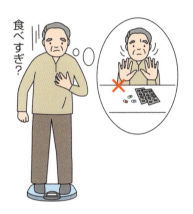

情報を共有しよう

- 療養の場は病院ではなく自宅です。地域医療には、病院目線では気づけない情報がたくさんあります。生活状況を把握している地域医療のスタッフと連携をとりながら、医療チーム全体で情報を共有し、継続したサポートができるよう多職種間をつなぐことも、患者さんをサポートする看護師の重要な役割となります。

一度、関連図を書いてみよう。病態が理解しやすいよ。

5章 患者さんの観察、ここに注目！

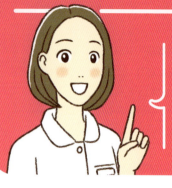

循環器の患者さんって急変が多そう、どこに注意して看たらいいの？といった疑問や不安は新人看護師は誰もが感じることですよね。
見落とせない毎日の観察ポイントに加え、急変時の対応について解説します。

1 これだけは見逃さない観察ポイント

息苦しさ（呼吸困難）

- 息苦しさは、呼吸器疾患の患者さんが訴えるイメージが強いかもしれませんが、循環器疾患でもみられます。
- 息苦しさをおこす原因として、循環器疾患ではおもに肺うっ血があげられ、心臓のポンプ機能が低下することで全身に血液が送り出せなくなり、肺に血液がうっ滞します。進行すると血管外に水分がもれ肺水腫の状態となり、<u>肺コンプライアンスが低下</u>し息苦しさをおこします。 ── 肺がふくらみにくくなること
- 心不全初期には労作性呼吸困難、症状が進むと<u>夜間発作性呼吸困難</u>、重症になると<u>起坐呼吸</u>がみられるようなります。 ── 就寝中、臥位になるこことで静脈還流が増加し息苦しくなって目が覚める／坐位になることで静脈還流が減少し呼吸が楽になる
- 息苦しさを自覚しても「じっとしていたら治るから」と言って訴えられない患者さんもいます。日常生活ケアを通して患者さんの呼吸状態を観察することも、異常の早期発見につながります。

▼ 息苦しさの原因

循環器疾患	うっ血性不全 （急性心筋梗塞・心筋症・弁膜症・高血圧症・甲状腺機能亢進症・大量輸液など）
肺血管障害	肺塞栓症
呼吸器疾患	咽頭浮腫、肺炎、誤嚥性肺炎、気管支喘息、COPD（慢性閉塞性肺疾患）増悪、気胸、ARDS（急性呼吸窮迫症候群）、上気道閉塞（気道異物）
心因性疾患	不安神経症、過換気症候群

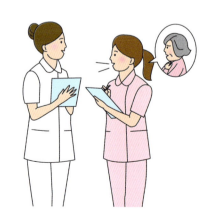

新人ナースあるあるメモ

先輩に報告しよう

間違えた！困った！「○○号の○○さんが息が苦しいと言われています」（患者さんの訴えからフィジカルアセスメントを行わず、訴えだけを報告）

こんなふうに報告すればOK!「○○号の○○さんです。うっ血性心不全で入院されています。端坐位になるだけで呼吸苦が出現しています。今朝までは端坐位になっても息苦しさはありませんでした。湿性咳嗽も出現し、時間尿量も昨日に比べ○○mLと減少しています」

（痰をともなう咳は湿性咳嗽、痰をともなわない咳は乾性咳嗽〔空咳〕）

観察・対応のポイント　患者さんが息ぐるしいと言ったら？

- ☑ 患者さんがどのような状態で息苦しさを訴えるのか確認しよう
- ☑ 息苦しさ以外の症状を確認しよう
  → SpO_2値、呼吸音の状態、咳嗽・喀痰の有無や性状（ピンク痰・泡沫状の痰）・冷感・チアノーゼ・意識レベル・浮腫の有無・尿量
- ☑ 確認した内容をすぐに先輩に報告！

浮腫

- 心臓の機能が低下することで、全身から右心房へ血液が戻りにくくなり静脈系路がうっ滞します（右心不全→p.46）。おもに頸静脈の怒張・肝腫大・下腿浮腫・胸水・腹水がみられます。
- 血液や水分が全身に貯留することで、毛細血管から皮下へ水分がしみ出て浮腫がおこります。
- 心不全にともなう浮腫は、左右対称にあらわれます。下腿浮腫は、**圧痕浮腫**かどうか確認します。
- 浮腫の程度は、アセスメントスケールで評価をします。自覚症状のない患者さんの場合は「今まで履いていた靴が履けますか？」「足に靴下のゴム跡がつきませんか？」などと確認をします。
- 下腿浮腫が片脚のみに出現した場合や、**感染徴候**をともなう場合は**深部静脈血栓症**や**蜂窩織炎**の可能性があります。造影CTや採血データ値の把握も重要になります。

熱感や発赤・疼痛など　　おもに下肢に多い　　皮膚および皮下組織の急性細菌感染

▼ 下腿浮腫の確認方法

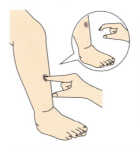

①足首や前頸骨部を指で10秒強く押す
②指を離して5秒以内に戻れば正常

指で押したときに痕が残る

▼ 浮腫のアセスメントスケール

1+	ごく軽度の浮腫
2+	皮膚を押すとわずかにへこむ
3+	指で押したのちへこむが、15～30秒間後、もとに戻る
4+	四肢が正常サイズの1.5～2倍ほど

> ✏️ **新人ナースあるあるメモ**
>
> ● **先輩に報告しよう**
> 　**間違えた！困った！**「○○号の○○さんですが、下肢が腫れています」（視診のみで触診をしていない）「少し歩きにくそうですが、歩行できているのでだいじょうぶだと思います」（症状にともなう危険の予測ができていない）
>
> 　**こんなふうに報告すればOK！**「○○号の○○さんですが、昨日より下肢の浮腫が増強しています。靴下の後がクッキリついていて、足も重たく感じられています。そのせいでふらつきもあり、転倒のリスクがあります」

観察・対応のポイント 浮腫を見つけたら？

- ✓ 指で押して痕が残るか確認しよう
- ✓ 浮腫の程度をアセスメントスケールや口頭で患者さんに確認しよう
- ✓ 片側のみの浮腫や感染徴候があれば、ほかの原因も考えよう
- ✓ 確認した内容をすぐに先輩に報告！

胸の痛み・違和感（嘔気・嘔吐）

- 胸痛のなかでも緊急度が高いのが、急性心筋梗塞（AMI）、大動脈解離、肺塞栓症です。
- 患者さんは**さまざまな言い方**で胸痛を訴えます。 →「胸が苦しい」「ギューッとする」「しめつけられるような感じ」「何か違和感がある」など
- 患者さんが胸痛を訴えたら、フィジカルアセスメントを行い、迅速な対応を行います。

狭心症や心筋梗塞の患者さん

- 背中・肩・胃・歯などの痛みを訴えることもあります。このように、原因となっている組織とともに関連部位に広がる痛みを放散痛といいます。
- 迷走神経が刺激されるため、吐き気や嘔吐の随伴症状があらわれる場合があります。
- 心筋梗塞を疑ったら、まず12誘導心電図を測定し**ST変化**を確認します。すぐに医師に報告し指示のもと、血液検査にて**トロポニン**などの**心筋障害のマーカー**（心筋逸脱酵素）の確認を行います。 →心筋の筋線維を構成するたんぱくの一部／採血を行い判定する／p.21
また、医師指示のもと**薬剤**が使用できる準備をします。 →ニトロペン®やミオコール®スプレーなど／p.21

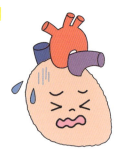

大動脈解離の患者さん

- 大動脈解離を発症した場合、突然激しい胸痛や背部痛が出現します。胸の苦しさや手足のしびれを訴える場合もあります。
- 解離をおこす部位に応じて痛みが移動するのが特徴で、痛みは解離の進行が止まれば治まり、再度、解離が進行したときに再び出現します。
- 解離が進行し血流障害をもたらした臓器によって、==さまざまな症状==が出現します。

> 腎動脈閉塞→腎不全
> 上腸間膜動脈閉塞→腹痛→腸管壊死

🖉 新人ナースあるあるメモ

先輩に報告しよう

間違えた！困った！「○○号の○○さんが胸が痛いと言われています」（訴え以外のフィジカルアセスメントができていない）

こんなふうに報告すればOK!「○○号の○○さんが、胸痛を訴えられています。胸痛時の指示があるので、医師が到着するまで心電図をとってバイタルサインを測定します」

観察・対応のポイント 患者さんが痛みを訴えたら？

- ✓ 痛みがいつ、どんなときにおきたか確認しよう
- ✓ 痛みの部位、移動するかどうか確認しよう
- ✓ 痛みの持続時間、性質を確認しよう
- ✓ 随伴症状があるかどうか確認しよう
  → 冷汗・嘔気・嘔吐・意識レベル・呼吸状態・バイタルサイン・血圧の左右差
- ✓ 採血データ・心電図・造影CTを確認しよう
- ✓ リスクファクター（心疾患・高血圧・糖尿病・喫煙歴など）の有無を確認しよう

5章 患者さんの観察、ここに注目！

多くの患者さんの観察をすることで、自分のスキルアップにつながっているよ。

2 | どんな急変があるの？ どうしたらいいの？

致死性不整脈

- 致死性不整脈として、**心室頻拍（VT）や心室細動（VF）**があり、早急な対応を行い救命する必要があります。

- 心電図モニター上、心室頻拍や心室細動といった波形が出てアラームが鳴ったら、まわりの応援を得ながらすぐに患者さんのもとへ駆けつけます。意識レベルを確認し、頸動脈や橈骨動脈の触知ができるか、呼吸をしているかなどを瞬時に観察し、患者さんを安全なベッドに移します。

- ドクターコールを行い、不整脈が治まらない場合は、胸骨圧迫を行いながら、応援を待ちましょう。応援者が救急カートや除細動器を準備できたら、蘇生処置を行います。

1分間に150回以上の異常な速さの心拍数となると、心臓から血液を送り出せなくなり、心停止のような状態になる

▼ VT・VF 波形

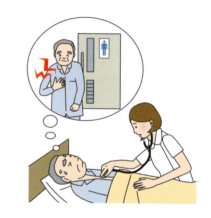

🖊 新人ナースあるあるメモ

こんなケースはどうする？ 58歳、男性。入院2日目。既往に糖尿病、高血圧がある。2週間前より入眠中に胸部不快感を自覚し回数が増加してきたため、不安定狭心症を疑い、精査目的で緊急入院した。入院以降、胸部不快感はなく経過している。トイレから戻った際に、胸痛を訴えた。冷汗があり、苦悶表情をしている。

こう考える！ こうする！ この患者さんの場合、真っ先にモニターする必要があるのは、冠動脈の虚血からおこる致死性不整脈。患者さんの意識があるので、落ち着いてバイタルサインを確認し、12誘導心電図をとる。

心房細動からの脳梗塞（心原性脳塞栓症）

- 心房細動の患者さんは、脳梗塞のハイリスクとなります。心房細動では心房がけいれん（ふるえ）のような動きとなるため、心房の中で血液が固まりやすくなります。その固まりは血栓となり、動脈に流れて脳血管を詰まらせることがあり、脳梗塞となります。心臓が原因でおこるので、**心原性脳塞栓症**とよばれます。そのため、心房細動の患者さんは血栓予防として、抗凝固薬を内服します。
- 心原性脳塞栓症は、日中におこりやすいといわれています。また、心房細動から洞調律に回復した際にも血栓が脳に飛んでいきやすく、発症につながります。
- 脳梗塞の症状は、さまざまあります。
- 脳梗塞の発症患者さんを発見した場合、すぐに専門医へ連絡できる態勢をとっている施設も多いです。自施設のシステムを確認しておきましょう。
- 診断には、CTやMRIの検査が必要であり、すぐに検査が安全に受けられる準備をします。脳梗塞の治療にはタイムリミットがあるため、いつから、どんな状態がおこったのかは、きちんと把握できるようにしておきましょう。

脳梗塞発症の15〜20%を占める

▼ 脳梗塞の症状

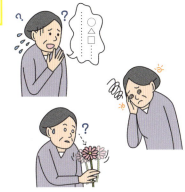

からだの片側が動かせない・傾く・感覚がない
物が二重に見える
視野の半分が欠ける
意識障害
ろれつがまわらない・言葉が出ない

新人ナースあるあるメモ

こんなケースはどうする？ 72歳、女性。動悸・倦怠感を主訴に来院した患者さん。既往に高血圧があり、日常生活動作は自立している。心電図にて発作性心房細動を認め治療目的で入院した。入院時よりヘパリンの持続投与が開始され、入院3日目に、右側に傾いた姿勢で廊下を歩行をしているのを発見！

こう考える！こうする！ 心房細動自体の症状ではないのはわかりますね？ 右側に傾いた姿勢で歩行するのは、運動麻痺がおこっているから。突然の運動麻痺で最も疑われるのは、急性脳梗塞。

病棟で脳梗塞が疑われる状態を発見したら、すぐに患者さんを安全なベッドに移そう。嘔吐などがあれば、誤嚥のリスクがあるので、気道の確保を優先しよう。意識レベルを確認し、医師へ心原性の脳梗塞の疑いがあることをすぐに知らせよう。

6章 絶対見逃せない心電図波形とは？

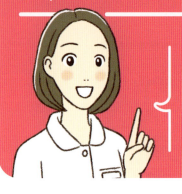

心電図モニターを見て、何か変!?と気づくためには、正常な脈（洞調律）ではないとわかることが必要です。そして、とくに危ない不整脈の数は限られています。
まずは、危ない不整脈の波形がわかるようになりましょう。

1｜モニター心電図ってなに？

- モニター心電図では、胸に電極シールを貼ることで、不整脈、狭心症や心筋梗塞による心電図変化、心拍数の変化を観察することができます。

▼ モニター心電図に必要な物品

有線式の心電図モニター
（ベッドサイドモニター）

無線式の心電図モニター送信機と電極シール

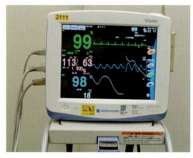
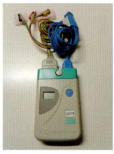

▼ モニター心電図のメリット・デメリット

メリット	・安静にしていなくても測定できる ・24時間連続して心電図を観察できる ・自動的にアラームで不整脈を知らせてくれる
デメリット	・観察できる誘導数が少ない 　→詳細な心臓の状況を確認するには12誘導心電図が必要 ・体動を不整脈と認識することがある

▼ モニター心電図電極と誘導

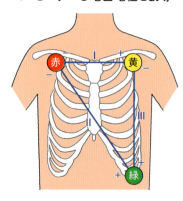

装着のポイント

✓ 電極シールが乾いていないか確認しよう

✓ ノイズ予防：装着する皮膚を清潔にしよう

✓ 正しい位置に装着しよう

心電図波形は丸暗記ではなく、心臓の動きをイメージしながら解読してみてね。

2 | 不整脈の分類とモニター装置時のケア

▼ 脈の速さによる分類

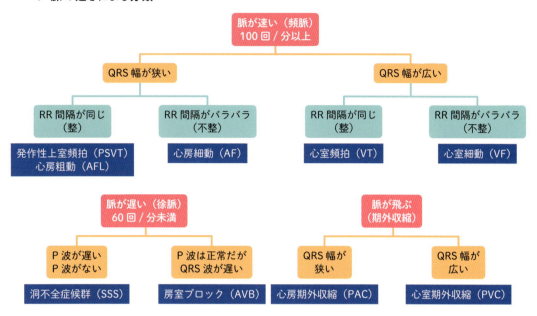

モニター心電図を装着している患者さんへのケア

- 無線式モニターの送信機は、持ち歩きやすいように患者さんの寝衣のポケットに入れるか、専用のカバーに入れて首からかけて、すごしてもらいます。
- 皮膚の弱い患者さんや小児患者さんは、電極のシールで皮膚トラブルをおこす場合があります。粘着が弱いタイプのシールもあるので、患者さんに合ったものを選択します。
- モニターのアラーム設定は勤務ごとの始まりには必ず、確認します。患者さんに合った設定にします。アラームが鳴ったら、必ず確認して対応します。

ケアのポイント　不整脈患者さんを見つけたら！

- ✓ 不整脈出現時の12誘導心電図を記録し、症状の有無を観察しよう
- ✓ 致死性不整脈の場合は、すぐに応援をよんで患者さんの状態を確認！！
- ✓ 失神や意識消失があれば、まずは安全の確保をしよう

3 | 見逃せない不整脈の波形を見てみよう

問題編

- あなたは今、心電図モニターを見ています。次の心電図波形はどんな不整脈でしょう？
- 見つけたら、どう対応すればよいでしょう？

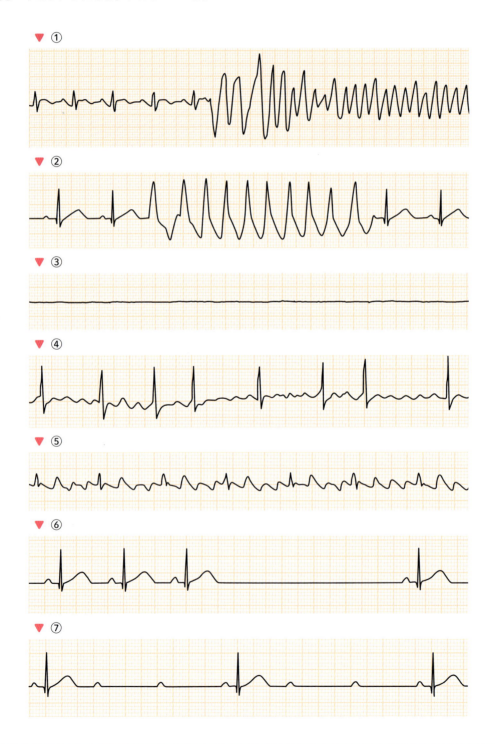

回答編

①心室細動（VF）

- この波形は脈が速く、QRSの幅が広くない RR間隔の不整から、基線が不明瞭なため、心室頻拍から心室細動へ移行した心電図です。
- 心室細動は、心室が正常に拍動せず細かく動くため、全身へ血液を拍出できない致死的な不整脈といわれています。
- 迅速に心肺蘇生（CPR）を開始する必要があります。

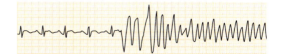

・患者さんは意識障害をきたす

対応
① すぐに医師・ほかのスタッフへ応援を要請しよう〔ほかのスタッフは除細動と心肺蘇生が実施できるように、除細動器（DC）、バッグバルブマスク（アンビューバッグ®）、救急カート、モニター心電図を用意〕
② 患者さんのもとへ行き、意識状態・バイタルサインを確認しよう
→ 脈や意識がなければ、すぐに胸骨圧迫（心臓マッサージ）を開始しよう
③ 点滴が投与できるようにルート確保も行い、医師の指示で薬剤が投与できるよう準備しておく

②心室頻拍（VT）

- この波形は脈が速く、QRSの幅が広い波形が連発しているため、心室頻拍の心電図です。
- 心室の頻拍は、心室から全身へ血液が十分に送れず、血行動態が破綻しやすくなります。とくに5秒以上持続すると危険です。
- すぐに除細動や一時救命措置を実施できるように物品や環境を調整することが必要です。

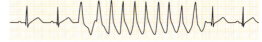

・心室頻拍は、血行動態が安定している場合もまれにあるが、脈が触れない心室頻拍や心室細動へ移行しやすい

対応
① 患者さんのもとへ行き、意識状態・バイタルサインを確認しよう
→ 医師・ほかのスタッフへ応援を要請しよう
② 脈が触れず、意識状態が悪ければ、すぐに胸骨圧迫を実施しよう

🖉 新人ナースあるあるメモ

歯磨き心電図

間違えた！困った！ モニターに心室頻拍のような波形を発見！急いで患者さんのもとへ飛んでいったら…患者さんは歯磨き中。いたって元気そう。

こうすればだいじょうぶ！ 歯磨きの振動が混入したときの波形は、心室頻拍に似たものになる。この波形のようにブレ・ノイズなのか、不整脈なのか判断できない場合は、必ず患者さんのところへいって、患者さんの状態を確認し、判断しよう。心電図モニターを装着しながら、生活していると、ノイズやブレが生じることがある。波形だけ見てあわてず、落ち着いて行動しよう。

わからない波形があったら、先輩にどんどん聞いていこう。

③心静止

- この波形はフラット（平坦な）波形であり、電気刺激が発生せず、心筋がまったく活動していない心静止のときの心電図です。
- 心筋が動いていないということは、心拍出もまったくなく、心停止の状態です。

注意
- モニターが外れたときにも、フラットな波形が表示されますが、電極確認などのアラームが表示されます。心静止の場合、心拍はゼロと表示されるので、注意してください。

・心静止のときは、除細動は効果がない

対応
① すぐに医師・ほかのスタッフへ応援を要請しよう〔ほかのスタッフは除細動と心肺蘇生が実施できるように、除細動器、バッグバルブマスク（アンビューバッグ®）、救急カート、モニター心電図を用意〕
② 患者さんのもとへ行き、意識状態・バイタルサインを確認しよう
→脈や意識がなければ、すぐに胸骨圧迫（心臓マッサージ）を開始しよう
③ 心房細動や無脈性心室頻拍となれば、除細動を実施する

④心房細動（AF）

- この波形は、RR間隔が不整であり、P波がなく基線もみえず、小刻みなf波がみられる心電図です。
- 心房の不規則な興奮が心室へ伝わり、心拍数が不規則になりやすくなります。

治療
- 動悸症状が強い場合や血行動態が不安定な場合には、抗不整脈薬などの薬剤投与や時に、除細動（DC）を行います。
- 心房細動は脳梗塞の原因として最も多いため、抗凝固薬の服用の有無を確認し、服用していなければ **CHADS₂スコア** 1点以上で抗凝固薬の投与を検討します。
- そのほかの治療として、カテーテルアブレーションを行うこともあります。
- 慢性の心房細動などで血行動態が安定しており、症状がない場合は、緊急性がなく経過観察することもあります。

・心拍数が増加することで、血行動態が不安定となり、血圧が低下しやすくなる

対応
① 患者さんのもとへ行き、意識状態・バイタルサインを確認し、血圧低下と脈拍数に注意しよう
② 症状を確認し、12誘導心電図検査を施行しよう
→医師へ報告しよう

心房細動患者における脳梗塞発症リスクの評価の指標

⑤心房粗動（AFL）

- この波形は、心房細動と似ていますが、比較的 RR 間隔が整っていることが多く、ギザギザの規則正しい F 波がみられる心電図です。
- とくに心拍数が増加すると、心機能の低下をきたしやすいとされます。

治療

- 動悸症状が強い場合や血行動態に変化がある場合には、多くは除細動を行います。
- 心拍数が速い場合には、抗不整脈薬などの薬剤の投与を行います。
- 心房粗動も脳梗塞の原因となるため、抗凝固薬が投与されます。
- そのほかの治療として、心房粗動もカテーテルアブレーション治療の適応になります。

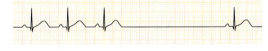

対応
①患者さんのもとへ行き、意識状態・バイタルサインを確認しよう
②症状を確認し、12 誘導心電図検査を施行しよう
→医師へ報告しよう

⑥洞停止（洞不全症候群）

- この波形は、4 拍目以降の P 波が出現せず、洞休止している（ポーズを認める）ので、洞不全症候群（SSS）の心電図です。 ── 3 秒以上
- 洞停止時間が**長い**と、脳への血流が低下し失神やふらつきが生じます。

治療

- 症状がある場合は、**薬剤**を投与し、無効なら一時的（体外式）ペースメーカや永久留置型（植込み型）ペースメーカを挿入する必要があります。

アトロピン、プロタノール® など

対応
①患者さんのもとへ行き、バイタルサイン、症状を確認しよう
→医師へ報告しよう
②突然出現し転倒する危険性があるため、立位や歩行時に見守る必要があることを患者さんへ説明しよう

▼ 徐脈頻脈症候群

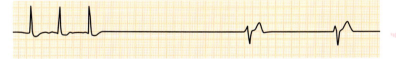

心房細動などの頻拍が停止するとき、P 波が出現せず、数秒の洞停止がおこることがある

心房細動から洞調律に復帰した際は、注意してモニターを観察しよう

⑦房室ブロック

- この波形は、規則正しくP波がありますが、P波が3拍に対して1個しかQRS波をともなっておらず、刺激が心室へ伝導されていない状態です。このような波形を房室ブロックといいます。
- 房室伝導時間が延長（PQ時間>0.2秒）を1度房室ブロック、時々伝導が途切れるものを2度房室ブロック、3拍に1つ以上切れるものを高度房室ブロックといいます。

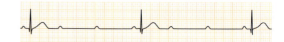

・房室ブロックとなると、全身へ血液を送り出す回数が減ってしまうため、失神や心不全症状が出現しやすくなる

対応
①患者さんのもとへ行き、意識状態・バイタルサインを確認しよう
②症状を確認し、12誘導心電図検査を施行しよう
→医師に報告しよう

治療
- 症状がある場合や心不全をおこしている場合は、一時的ペースメーカを挿入することがあります。

▼ 完全房室ブロック（3度房室ブロック）

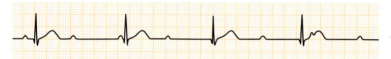

P波とQRS波が無関係に出現。つまり、心房の刺激が心室に伝わらず、心室から止むを得ず補充的に刺激が出現している

めまいや心不全症状が出現しやすく注意が必要。対応は高度房室ブロックと同じ

▼ 緊急時の対応

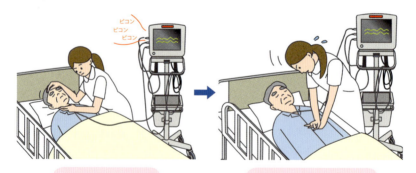

・意識がない
・脈がふれない
・呼吸していない

応援を呼ぶ（Dr.コール）
心肺蘇生を開始する

7章 心臓のはたらきを助ける機器について知ろう

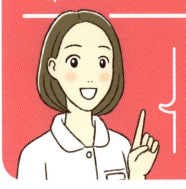

循環器領域では、循環や心臓のリズムに直接影響を与えるような装置が多数使用されます。当然、患者さんに与える影響は大きく、病棟での監視は非常に大切です。
ここでは、最も広く使われる装置の特徴を解説します。

1｜IABP（大動脈内バルーンパンピング）

IABPとはこんな機械です

- IABP（intra-aortic balloon pumping）とは、循環器領域で最もよく使われる**補助循環装置**です。
- IABPは、大腿動脈から挿入されたフランクフルトのような円筒状のバルーンを、心臓の動くタイミングに合わせて収縮・拡張することで、心臓の仕事量を減らすことができる装置です。

> 機能の弱った心臓を機械的に補助する装置
> 代表的なものがIABP、PCPS

▼ IABPのシステム構成

- 大動脈内に留置される
- ②バルーンカテーテル
- ③ディスプレイ
- ①駆動装置（バルーンをふくらませたり、しぼませたりする）
- ④操作パネル
- 大腿動脈にカテーテルを挿入

さまざまなセンサーにより不具合を見つけて教えてくれる機器は、わたしたちのみかたです。

システム構成

①駆動装置
- 装置背面に、バルーンカテーテルとの接続口や作動を同期させるための信号の入力部、駆動用の**ヘリウムガス**ボンベを備えています。
- バッテリーを内蔵しているため、移動時にも使用可能です。

> 下肢の血流を評価するドプラ血流計が付属している機種もある

> 分子量が小さく、送気、脱気時の抵抗が少ないヘリウムガスが用いられる

②バルーンカテーテル
- 患者さんの体格によってバルーンのサイズを選択し、下行大動脈に留置します。

> 最近は圧力センサーを内蔵したバルーンが主流

③ディスプレイ
- 心電図、動脈圧、バルーン内圧、オーグメンテーション圧などが表示されます。
- 表示される波形や数値により作動状況の確認ができます。

④操作パネル
- 作動モードや**トリガー**、収縮・拡張のタイミング、アシスト比など、さまざまな作動の設定を行うことができます。

> IABPがタイミングよく作動するためのきっかけとなる信号 心電図や動脈圧が使われる

IABPの作用
- **IABPが心臓のはたらきを補助**する機序には、シストリック・アンローディングとダイアストリック・オーグメンテーションの2つがあります。

> 10〜20％の心臓のポンプ作用の補助効果が得られる

▼ シストリック・アンローディング（systolic unloading）

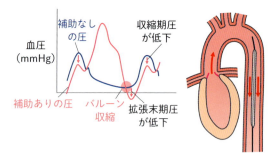

収縮期の負荷の軽減：心臓の収縮期にタイミングよくバルーンを収縮させることで、大動脈内の圧が下がり、心臓は血液をより送り出しやすくなる

▼ ダイアストリック・オーグメンテーション（diastolic augmentation）

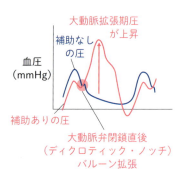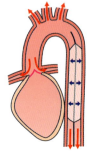

拡張期圧の増強：心臓の拡張期にタイミングよくバルーンを拡張させることで、拡張期圧が上がり、冠動脈によりたくさんの血液を送ることができる
（冠動脈の血流は収縮期よりも拡張期に多く供給される）

アラームが鳴ったら、装置に現れるメッセージをしっかりと確認しよう。

こんな人に使います

適応

- 適応となる状況はさまざまですが、心臓の負荷を下げ、冠動脈の血流を増やす作用から、**ポンプ失調**をともなった虚血性心疾患に対して導入されることが多いです。

> ポンプ機能の低下

- 心筋症・心筋炎による重症心不全、心臓手術時の低心拍出量症候群、ハイリスクPCIや冠動脈バイパス手術などの患者さんにも導入されることがあります。

禁忌

- 大動脈内で大きなバルーンを拡張・収縮させる装置なので、それによる弊害が懸念されるような例では適応を慎重に検討する必要があります。

▼ IABP禁忌の患者さん

重症大動脈弁閉鎖不全	バルーンの拡張により血液が逆流し負荷が増える
胸腹部大動脈瘤 胸腹部大動脈解離	血管損傷のリスクがある
大動脈の高度の蛇行・石灰化 閉塞性動脈硬化症	バルーンカテーテルの挿入困難や、挿入による下肢血流の阻害
血液凝固異常	抗凝固療法による出血リスクの増大

このように使います

バルーンの選択

- 院内に複数の種類のIABPがある場合、バルーンは必ず本体の機種に適合するものを選択します。

> 選択の目安：
> 165cm以上→40cc
> 165cm未満→35cc

- バルーンのサイズは**患者さんの身長によって決定**します。
- 適合するサイズは、通常バルーンの外装に記載されています。

▼ バルーンカテーテルの留置位置

左鎖骨下動脈
上腸間膜動脈
腎動脈
腹腔動脈

> バルーンカテーテルの上端は、左鎖骨下動脈から2cm程度下の部分に合わせて留置する

> バルーンカテーテルの下端が、腹部の主要血管に重なっていないことを確認する

なんで？どうして？

バルーンの大きさが体格に合っていないとどうなるの？

IABPの循環補助効果が十分得られない可能性や、腹腔動脈や腎動脈などの腹部血管への血流を妨げる恐れがあります。

アラーム発生時は、機器本体のヘルプ機能や簡易手順書なども見てね。まずは深呼吸。落ち着いて！

一般的な挿入方法

- カテーテル検査室でX線透視を見ながら、バルーンのX線マーカーで留置します。
- 穿刺法により大腿動脈へシースを挿入し、バルーンを大動脈内に導入します。
- 挿入後はバルーンの位置がずれないよう、糸やテープで大腿部に固定します。

拡張・収縮のタイミング

- IABP効果を得るうえで拡張・収縮のタイミングは非常に重要であり、適切でない場合、心臓にとって逆に負荷となってしまうこともあります。
- 拡張・収縮のタイミングは、**心電図**や**動脈圧**の信号をもとに装置により自動的に決定されます。

▼ IABP使用中の心電図と動脈圧波形

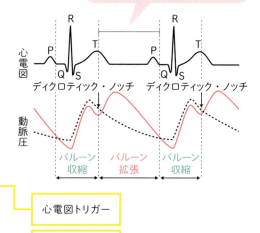

T波の頂点付近〜QRSの直前までが拡張期

▼ 拡張・収縮のタイミング

心電図トリガー	・心電図のQRSを検知することで、拡張期にバルーンを拡張する ・心電図上正しいタイミングで作動していても、必ずしも最適な圧パターンになるとは限らないため、最終的に動脈圧を見ながら微調整が必要なこともある
動脈圧トリガー	・心臓が拡張すると、開いていた大動脈弁が閉じて、動脈圧波形に小さな山が生じる（ディクロティック・ノッチ：重複切痕） ・動脈圧波形の収縮期圧の立ち上がりを検知することで、重複切痕から収縮期の直前までの期間にバルーンを拡張する

管理のポイント

患者さん側の観察点

- **下肢の虚血**：IABPを導入するために、**8Fr.**（外径2.7mm）程度のシースが大腿動脈に挿入され続けることになります。閉塞性動脈硬化症などによりもともとの下肢の血流が悪い場合、潰瘍などを生じる恐れがあります。
- **出血**：IABP使用中はバルーンカテーテルに血栓が形成しないよう、ACT（活性化凝固時間）が200sec前後となるように抗凝固療法を行います。さらにバルーンの駆動により血小板が壊れるため、出血のリスクは高い状態になります。
- **バルーンの留置位置**：バルーンカテーテルが駆動にともなってずり下がり、腹腔動脈や腎動脈を閉鎖させ、腹部臓器虚血や腎不全をひきおこす可能性があります。バルーンの位置調整を行う場合は、バルーンの駆動を一時的に停止して行います。

装置側の観察点

- **同期不全**：2峰性の動脈圧波形になっていない場合、駆動のタイミングが合っていない可能性があります。**筋電図や電気メスなどの電気的ノイズ**や、**心房細動などの不整脈**が原因となります。
- **バルーンのピンホール**：動脈に高度の石灰化がある場合、駆動によりバルーンにピンホールが生じることがあります。ピンホールが発生した場合、バルーンカテーテル内に血液が引き込まれ、血液検出アラームが発生し作動が停止します。
- **ヘリウムガスボンベ残量低下**：駆動に使用するヘリウムガスのボンベ内圧が低下すると、残量低下アラームが発生します。駆動に使用するヘリウムガスは2時間程度で定期的に交換されるため、アラームが発生してもただちに作動不能になるわけではありません。

> トリガーや本体に入力される信号の誘導を変更することで、改善することがある

> 自動的に心房細動を検知し、不整脈モードに切り替わる

📝 新人ナースあるあるメモ

アラーム発生で大あわて！

間違えた！困った！ 患者さん移動時にベッドサイドモニターのケーブルを外したら、IABPの作動が停止してしまった！

こうすればだいじょうぶ！ IABPにベッドサイドモニターの信号を取り込んで作動させることもあるので、トリガーが変更されていることを確認してから、モニターを取り外そう。

ケアのポイント

- ✓ **下肢の虚血**：定期的に下肢の動脈の触知、色調、温度などを観察しよう
- ✓ **出血**：大腿部のバルーンカテーテル刺入部からの出血がないことを確認しよう
- ✓ **バルーンの留置位置**：定期的に、胸部X線（レントゲン）で、先端の位置が下がっていないことを確認しよう
- ✓ **同期不全**：適切な動脈圧波形（2峰性）になっているか確認しよう
- ✓ **バルーンのピンホール**：血液検出アラームが発生し作動が停止したら、IABPの使用をただちに中止し、空気塞栓を防ぐために患者さんをトレンデレンブルグ体位にしよう
  *カテーテル内に発生した結露によって誤認識することもあるため、カテーテル内の血液の確認や、シリンジをカテーテルに接続して吸引し血液の引き込みがないことなどを確認しよう
- ✓ **ヘリウムガスボンベ残量低下**：残量低下アラームが発生したら、ボンベの元栓が開放状態であるか確認しよう（開け忘れ）。実際に残量が低下していたら、あわてずにボンベを交換しよう

7章　心臓のはたらきを助ける機器について知ろう

臨床工学技士さんは、機器のスペシャリスト。わからなければ、頼りましょう。

2 | PCPS（経皮的心肺補助法）

PCPSとはこんな機械です

- PCPS（percutaneous cardiopulmonary support）は、遠心ポンプと膜型人工肺を使用することで、自分の力で循環が維持できなくなった患者さんの心臓と肺の役目を補助する装置です。これによって主要臓器の循環を維持することが可能です。
- 短時間でのセットアップが可能で、IABPよりも高い補助効果をもつ装置です。

システム構成

▼ PCPSのシステム構成

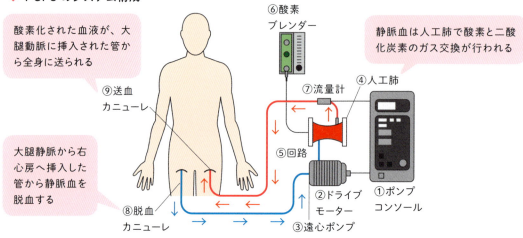

①ポンプコンソール

- 遠心ポンプを制御する装置です。ダイアルで、遠心ポンプの回転数の変更ができます。遠心ポンプの回転数や血液流量などの表示部や各種の警報、体表面積などの入力部があります。
- バッテリーを搭載しており移動時でも使用できるので、保管時には充電しておく必要があります。

②ドライブモーター

- 遠心ポンプと磁力で間接的に結合することで、内部の羽根を高速で回転させます。ポンプコンソールにより回転数が制御されます。

③遠心ポンプ

- 内部の羽根が高速回転することで、血液を送り出すポンプです。

▼ 遠心ポンプ

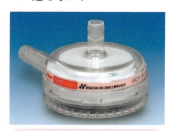

中心部より血液を引き込み、円周部分から送血される

▼ 遠心ポンプの特徴と注意

特徴	注意
回転数と流量が比例関係ではない	同じ回転数でも、ポンプ前後の抵抗（血液の粘性、血管抵抗など）によって流量が変化するため、**必ず流量計を装着**する
ポンプの停止時に血液をせき止めるものがない	圧力の高い送血側から血液が逆流する可能性があるため、**停止時には必ず回路を遮断**する

④人工肺
- 酸素と二酸化炭素のガス交換が行われます。血液温を調整する熱交換機能付きの人工肺が主流です。

⑤回路
- 遠心ポンプと人工肺があらかじめチューブと接続され、一体となっています。抗血栓性コーティングが施された回路が主流です。

⑥酸素ブレンダー
- 人工肺に流す酸素ガスの濃度と流量を調整する機器です。PaO_2 は酸素濃度を、$PaCO_2$ は酸素流量を変更することで調整できます。

⑦流量計
- 遠心ポンプにより駆出された血液の流量を計測します。装着する方向が決まっており、流量計に表記された向きに装着します。

⑧脱血カニューレ（青色）
- 大腿静脈から挿入し、先端が右心房にくるように留置します。側面にも穴があり、血液を取り込みやすくしています。

⑨送血カニューレ（赤色）
- 大腿動脈から挿入します。側面に穴はなく、先端のみ開口部分があります。

PCPSの作用
- PCPSは、圧だけの補助を行うIABPとくらべて強力な補助効果があります。
- 右心房に戻ってくる血液を引き出すことにより、心臓の前負荷を軽減する作用があります。
- 大腿動脈からの逆行性送血により、後負荷を増大させるリスクがあります。

こんな人に使います

適応
- 心停止や難治性致死性不整脈の患者さんに対する緊急心肺蘇生として、使用されます。
- 心筋梗塞、心筋症などによる重症心不全、循環動態が不安定なPCI、バイパス手術などの患者さんの循環補助としても使用されます。
- 人工呼吸器による補助の限界を超える重症呼吸不全の患者さんに対し、**呼吸補助として同じシステム**が使用されることもあります。

▼ 人工肺

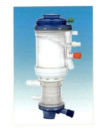

動脈血二酸化炭素分圧：動脈血中の二酸化炭素の分圧をあらわす

動脈血酸素分圧：動脈血中の酸素の分圧をあらわす

▼ カニューレ

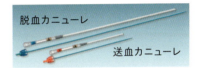

脱血カニューレ
送血カニューレ

心臓のポンプ機能の10〜20%

心臓のポンプ機能の50〜70%

▼ 循環補助としてのPCPSの導入基準[1]

- IABPのサポート下で循環が維持できない場合
- カテコラミン使用下で収縮期血圧が80mmHg以下
- 尿量1mL/kg/h以下
- 心係数1.8L/min/m² 以下
- 心室頻拍、心室細動の頻発
- 補正困難な代謝性アシドーシス
- 開心術中の人工心肺離脱困難

ECMO（エクモ）（extracorporeal membrane oxygenation）とよばれる

禁忌

- 経皮的に動脈にアクセスする IABP と、禁忌となる例が似ています。

▼ PCPS の禁忌

重症大動脈弁閉鎖不全	大動脈弁がきちんと閉じないので、逆行性送血により逆流し心臓の負荷が増大する
胸腹部大動脈瘤 胸腹部大動脈解離	もろくなった血管が損傷したり、偽腔に血液が流れ込むリスクがある
大動脈の高度の蛇行・石灰化 閉塞性動脈硬化症	送血管の挿入困難や、挿入による下肢血流の阻害
血液凝固異常、最近の脳血管障害の既往、出血性疾患・外傷	抗凝固療法による出血リスクの増大
末期患者	延命目的で使用されているものではないため

このように使います

導入の流れ

① 脱血管、送血管の決定

- 補助に必要な血液流量によって、使用する脱血カニューレ、送血カニューレを決定します。
- 流量に見合わない細いカニューレを選択した場合、脱血不良に陥ったり、十分な流量を送血できなくなったりする可能性があります。

② カニュレーション

- 脱血管は約 50cm と長く右心房まで挿入するため、静脈の走行から右大腿部が選択されます。送血管は左右どちらからでも挿入可能です。
- **穿刺法**、あるいは**カットダウン法**で大腿動静脈からカニュレーションを行います。X 線透視下での施行がより安全ですが、状況によってはベッドサイドで行うこともあります。

③ PCPS 本体、回路のセットアップ

- ②のカニュレーションと並行して、PCPS 本体の設置や電源の投入、回路の装着、**プライミング**を行います。

④ カニューレとの接続、体外循環開始

- 抗凝固療法を開始し、ACT が 200sec 以上であることを確認します。
- カニューレと回路を空気が混入しないように接続し、体外循環を開始します。

血液流量は、心係数と同様に、流量を体表面積で割った値（perfusion index）であらわす

▼ 循環管理の目標

血液流量（PI）	2.2〜2.6L/min/m²
平均血圧	60〜80mmHg
SvO_2	70%以上
PaO_2	200〜400mmHg
$PaCO_2$	35〜45mmHg
ACT	180〜200sec
尿量	1mL/kg/h

SvO_2：混合静脈血酸素飽和度
（脱血カニューレ内静脈血の酸素飽和度）

- 穿刺法：カテーテル検査のときと同様、穿刺針とガイドワイヤーを用いて管を挿入する
- カットダウン法：皮膚を切開し、動脈を露出して管を挿入する
- プライミング：回路を生理食塩水などの充填液で満たすこと

管理のポイント

患者さん側の観察点

- **下肢の虚血**：IABPと同様に、大腿動脈に太いカニューレが挿入され続けることになるため、下肢の循環の評価をする必要があります。
- **出血、血腫**：IABPと同様に、PCPS中は回路内に血栓が形成しないよう抗凝固療法を行います。遠心ポンプの駆動により血小板が壊れてしまうため、出血のリスクは高い状態です。
- **溶血**：高速回転する遠心ポンプによる機械的な刺激や脱血不良時の過陰圧によって、溶血がおこることがあります。溶血により遊離したヘモグロビンは、腎不全の誘因となります。

装置側の観察点

- **血液の色**：血液は正常に酸素化されると明るい赤色となります。脱血側の血液よりも、送血側の血液のほうが明るい色であることを確認します。
- **脱血側回路の振動**：脱血管の先端の位置がずれていたり、循環血液量が不足することにより、脱血が不良となります。このとき、脱血管の先端が血管壁にくっつくことで回路が振動する現象がみられます。
- **人工肺からの液体流出**：人工肺のガスの流路内に<u>結露が生じる</u>と、無色透明の液体がガスの流出口より流出します。人工肺の劣化により<u>血漿成分がもれ出てくる</u>と、淡黄色の液体や泡沫がガスの流出口より流出します。<u>人工肺交換のサインです！</u>

→ ウェットラング
→ プラズマリーク

なんで？どうして？

長時間阻血状態が続いたらどうなる？

下肢の壊死や筋肉の崩壊による代謝産物によって、腎不全や高カリウム血症をひきおこす可能性があります。シースを下腿向きに挿入して、部分的に送血を行うこともあります。

ケアのポイント

- ✓ **下肢の虚血**：定期的に動脈の触知、色調、温度などを観察しよう
- ✓ **出血、血腫**：カニューレ挿入部の出血や血腫の形成がないことを確認しよう
- ✓ **溶血**：尿が赤くないか、LDHの異常高値がないかなど溶血による徴候に注意しよう
- ✓ **血液の色**：脱血側と送血側の血液の色が同じである場合、十分な酸素化ができていない可能性があるため、注意しよう
- ✓ **脱血側回路の振動**：脱血不良が発生すると血液流量は不安定となり、過度の陰圧により溶血がおこるため注意しよう
- ✓ **人工肺からの液体流出**：淡黄色の液体や泡沫は人工肺の末期症状。回路交換が必要になるため、医師か臨床工学技士に相談しよう

退院しても安心してすごせるように支援するのが、看護師の役目です。

3 | ペースメーカ

ペースメーカとはこんな機械です

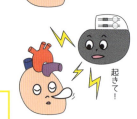

- 心臓は、洞結節から絶えず規則正しく出る電気的刺激により活動しています。しかし、何らかの原因により、この活動のきっかけとなる電気信号が出ない、あるいは伝わらなくなった場合、心臓は活動できずに必要な血液を供給できなくなり、失神発作や心不全症状をひきおこします。
- ペースメーカは、心臓に留置した電極から**心臓の活動状況を監視**し、必要に応じて**電気刺激を出す**ことで、心臓の活動を維持する装置です。

→ ペーシング
→ センシング

作動方法

モード

- 3つのアルファベットの並びにより作動方法をあらわし、これをモードとよびます。
- よく使われるモードとしては、DDD、VVI、AAI などがあり、**レート応答機能**が有効になっている場合には、4文字目にRを追加で表記します。

  → 体動を検知して心拍数を上げてくれる機能

- 最近では、**AAIとDDDの作動を状況によって切り替えるモード**が、洞不全症候群の患者さんに使用されています。

  → MVPやsafeRなど、メーカー独自の呼称もある

ペーシングレート

- ペースメーカが作動を保証する心拍の設定です。下限のみを設ける場合と上限、下限を設ける場合があります。

出力

- 心筋を電気刺激する際の出力の設定です。**ペーシング閾値(いきち)**の2倍以上の十分な安全域をもって設定しますが、電池寿命の観点からはなるべく低めに抑える必要があります。

  → 心筋を活動させうる最小の出力

感度

- ペースメーカが作動するために、心臓の電気活動を検知する感度の設定です。**波高値**の1/2以下の十分な安全域をもって設定します。

  → ペースメーカが検知できる心臓の活動電位

▼ ペースメーカの機能をあらわすコード

1文字目 （ペーシングする場所）	2文字目 （センシングする場所）	3文字目 （自己脈を検知したときの反応様式）
A：心房	A：心房	I：ペーシングを抑制
V：心室	V：心室	D：抑制および追従（心房の電位を心室に伝える）
D：両方	D：両方	O：なし
	O：なし	

＊4文字目にRをつけると、「レート応答あり」をあらわす

ペースメーカはどんどん進化しています。新しい情報を知ろう。

種類

- ペースメーカの種類には、**体外式ペースメーカ**と**植込み型ペースメーカ**があります。

> 永久留置型

> 一過性の徐脈や植込み型ペースメーカの留置までのつなぎとして一時的に使用する
> テンポラリーともよぶ

システム構成

体外式ペースメーカ

- 本体と**リード**、それらをつなぐケーブルから構成されます。
- 本体のつまみにより、モードや心拍数、出力、感度の設定を行います。

> 電極と電線の総称

植込み型ペースメーカ

- 本体とリードから構成されます。
- 本体は右心室と右心房に先端が留置されたリードと接続し、胸部に植込みます。リードは固定方法のちがいにより**スクリューイン型**、**タインド型**が存在します。

> らせん状の電極を心筋にねじ込むことで固定

> リード先端の突起を心臓の肉柱にひっかけることで固定

▼ 体外式ペースメーカ

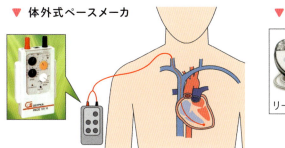

▼ 植込み型ペースメーカ

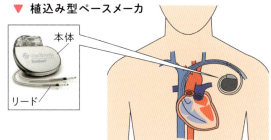

本体
リード

こんな人に使います

- 心臓の活動に**必要な電気信号が出ない**、あるいは**伝わらない**場合（徐脈性不整脈）、適応となります。いずれの疾患も、症状の有無や重症度に応じて適応が検討されます。
- 特殊な例として、**過敏性頸動脈洞症候群**や**閉塞性肥大型心筋症**などが適応となることもあります。

> 房室ブロックなど

> 洞機能不全症候群など

> P.43

> 頸部への刺激による迷走神経の反射で徐脈となる病気

第7章 心臓のはたらきを助ける機器について知ろう

患者さん用のパンフレットはわかりやすいよ。読んでみて。

このように使います

体外式ペースメーカ

導入方法

① **リードの選択**：リードは経皮的、経静脈的に挿入されますが、挿入部位によって**リードの形状**が異なります。

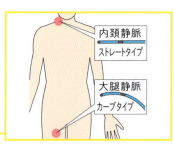

② **リードの留置**：大腿静脈あるいは内頚静脈に留置したシースから、リードを挿入します。シースへの挿入後、**バルーン**をふくらませて血流に乗せて心臓に到達させます。バルーンをしぼませて右室心尖部に留置します。

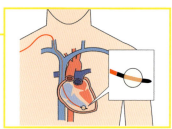

③ **ケーブル接続、リードの留置状態の確認**：専用ケーブルを使用し、リードと本体をつなぎます。ペーシング閾値、波高値を測定し、問題なければ心拍数、出力、感度を設定します。

④ **リードの固定**：リードの位置がずれないよう、絹糸などでリードを表皮に固定し、ドレッシング材で被覆します。

> リード先端位置のずれ（ディスロッジ）やケーブル外れにより、センシング不全やペーシング不全がおこる可能性がある

管理のポイント

- **作動状況の確認**：自脈が出現しているときにはそれをセンシングできていることを、ペーシング中にはペーシングにより心臓が正しく反応していることを、確認します。

- **電池消耗インジケータの確認**：本体の電源には9V乾電池が使用され約1,000時間の使用が可能ですが、電池の寿命がきたら交換が必要です。アラームや**電池消耗インジケータ**の点灯などにより電池消耗がわかるため、定期的に確認することが必要です。**電池の交換**時にバックアップペーシングが行われる機種と行われない機種が存在します。

> 電池消耗を示すランプ

> バックアップ機能（電池がなくてもしばらくペーシングしてくれる機能）のない機種の電池交換の際には、いったん自己脈が出る設定に変えたうえで交換する

植込み型ペースメーカ

導入方法

① **ポケット作成**：シャントがあるなどの特別な理由がない場合、左胸部に本体を植え込みます。留置部位の皮下に**ポケットを作成**します。

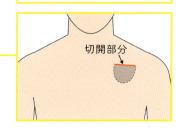

② **リードの挿入、留置状態の確認**：穿刺法、またはカットダウン法でリードを挿入し、心房と心室にリードを留置します。留置状態の確認のため、リード抵抗、ペーシング閾値、波高値を測定します。

③ **本体の接続、閉創**：本体とリードを接続します。接続後より設定したパラメータで作動を開始します。本体をポケットに収納し閉創します。創部は**ドレッシング材で被覆**し、ガーゼなどで圧迫します。

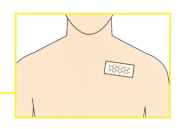

管理のポイント

- **出血、血腫**：十分に止血されなかった場合や運針時の血管損傷などにより、ポケット内の出血や血腫を生じることがあります。
- **リードの位置のずれ**：リードの位置や向きの微妙な変化により、ペーシング不全やセンシング不全が生じます。すると、**心電図の波形に異常**がみられます。
- **電磁干渉**：外部から発せられる電波などが、ペースメーカの作動に影響を与える可能性があります。

> QRSが抜けたり、自己脈があるのにペーシング刺激が出ていたりする

▼ プログラマーによるペースメーカの作動チェック

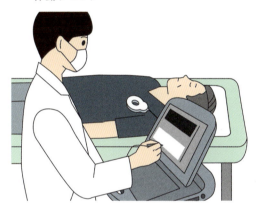

なんで？どうして？
トラブルがおきたらどうしたらいいの？

プログラマーという機械で、原因の検索や設定変更などの対応ができます。心電図に異変があればすぐに医師か臨床工学技士をよびましょう。

なんで？どうして？
ペースメーカ手帳はどうして大切なの？

ペースメーカの植え込まれた患者さんには、必ずペースメーカ手帳や、条件を満たしていればMRIの撮像カードが発行されます。これらは、植え込まれたペースメーカに関するさまざまな情報やMRI撮像する際の証明書になります。患者さんには常に携帯し、紛失などしないよう呼びかけましょう。

ケアのポイント

- ✓ 出血、血腫：術後も創部の腫脹がないことを確認しよう
- ✓ リードの位置のずれ：植込み直後はとくに上肢を肩以上に上げないよう、患者さんに説明しよう
- ✓ 電磁干渉：患者さんがあまり心配しすぎないように、説明しよう
  - ・携帯電話は植込み部位から15cm以上離す
  - ・IH調理器は50cm以上離す
  - ・盗難防止装置のところで立ち止まらない
  - ・電気自動車の急速充電器は使用しない。設置場所に近づかない

機器が多いと患者さんにはストレス。環境を整えてストレス緩和をしよう。

4 | ICD・CRT-D

ICD・CRT-Dとはこんな機械です

- ICDは、心臓植込みデバイスのひとつで、植込み型除細動器とよばれる機械です。心臓に留置された電極によって心臓の状態を常に監視し、致死性心室性不整脈が検出されると、抗頻拍ペーシングや電気ショックなどの治療を行ってくれます。
- CRT-Dは、両室ペーシングによる心臓再同期療法（CRT）と除細動機能（defiblillator）を組み合わせた機械になります。CRTは、両室ペーシングにより、心臓の収縮のずれを補正する治療です。

▼ 両室ペーシング

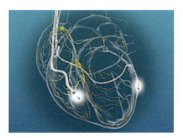

なんで？ どうして？
両室ペーシングってどんなことをするの？
心臓は、洞結節から発した電気刺激が特殊心筋を介して速やかに心筋全体に広がることで一様に収縮します。ところが、心室内伝導障害によって興奮の伝導が遅延すると収縮にずれが生じ、効率的な拍出が行えなくなります。このずれを直すために、左心室を挟み込むように留置した電極から刺激を行います。

システム構成

ICD
- ペースメーカと同様に本体とリードから成ります。ペースメーカと異なる点は心室リードで、ICDでは除細動用のコイルを有します。
- 右心室部分にのみコイルをもつものをシングルコイル、右心室部分に加え上大静脈部分にもコイルをもつものをデュアルコイルと呼びます。

CRT-D
- ICDのシステム構成に加えて、冠静脈に留置する左室リードをもちます。左室リードは、右心室に留置されたリードと左心室を挟み込む形で留置されることになります。左室リードは現在、4極のものが主流となっています。

▼ ICD

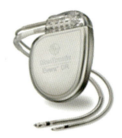

▼ CRT-D

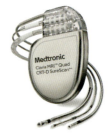

こんな人に使います [2]

ICD
- 心室細動や、器質的心疾患にともなう心室頻拍によって循環破綻をきたしたことのある患者さんに使います。致死性不整脈の2次予防としての適応です。

- 非持続性の心室頻拍しか認めなくとも、器質的心疾患による左心機能低下があり十分な薬物治療を行っても心不全症状のある患者さんでは、1次予防として適応とされます。

CRT-D
- 薬物療法によっても改善しない NYHA クラスⅢ以上の慢性心不全があり、左室駆出率が 35%以下、QRS 幅が 120ms 以上に加えて、上記の ICD の適応基準を満たす場合に適応となります。

このように使います

作動方法
- ICD、CRT-D の作動を規定する設定項目はほぼペースメーカと同じですが、デバイスのコンセプトから設定が異なります。
- ICD 植込み患者さんでは必ずしも徐脈を合併しないため自己脈を優先する設定にすることが多いですが、CRT-D では両室ペーシングで効果を得られることから、心室ペーシングが必ず入る設定にします。
- CRT-D 特有の設定としては、右室ペーシングと左室ペーシングの間隔を規定する VV delay があります。CRT-D では VV delay や AV delay などの設定やペーシングの部位などを、心エコーなどにより最大の効果が得られるよう調整します。近年では CRT-D のシステムで、心室を 3 カ所からペーシングできる機能（マルチポイントペーシング）を有するものも存在します。

頻拍の検出と治療
頻拍の検出
- 頻拍の検出は、基本的には頻拍検出レートを上回るレートの心室イベントをあらかじめ設定した回数、連続して検出した場合に頻拍が発生したと認識します。
- 単純に心拍数と検出の回数だけでは頻脈性心房細動や心房粗動、上室頻拍などでも条件を満たせば除細動治療が行われてしまうため、実際には各社複雑なアルゴリズムにより上室性不整脈との鑑別が行われ、治療介入が必要な心室性不整脈にのみ治療が行われます。

▼ CRT-D による頻拍の治療

抗頻拍ペーシング（ATP）	・頻拍発作の心拍数よりも少し早い心拍数でペーシングを加えることで、頻拍を停止させる治療 ・ペーシングのみの治療のため、患者さんは痛みなどの症状を感じることはない
カルディオバージョン（CV）	・頻拍発作中の心拍に同期し、安全なタイミングで低出力の電気ショックを行う治療 ・治療時には、胸をたたかれるような症状があるといわれている ・最大で 8 回程度の治療を設定することができ、1 回の治療で停止しない場合には、ショックの出力や極性などの条件を変更することが可能
除細動（DC）	・心拍同期をせずに、カルディオバージョンよりも高出力での電気ショックを行う治療 ・CV と同様に、ショック治療ごとに出力や極性を変更することができる ・失神後に治療が行われた場合、治療による症状を感じることはないが、有意識下で治療が行われた場合にはかなり強い衝撃をともなう

- 検出した頻拍の心拍数に応じて異なる治療を設定することができます。これをゾーンといい、通常3ゾーンまでの設定が可能です。

導入の流れ
- ペースメーカ留置と同様の流れで留置を行います。
- 頻拍発作のリスクのある患者さんに植込みを行うことや、除細動試験を行うため、手術は除細動器を準備して行います。
- ペースメーカと異なる手技として、左室リードの留置を行います。

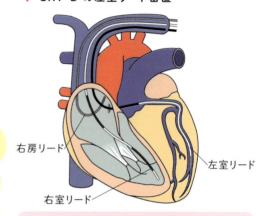

▼ CRT-Dの左室リード留置

CRT-Dでは心房、右室リードのほかに左室リードを留置する必要がある。静脈系から左心系へはアクセスできないため、冠静脈洞から左室側壁部分にある冠静脈へリードを留置する。心房リード、右室リードとは異なり、ガイディングカテーテルとよばれるカテーテルとガイドワイヤーを使用することで、鎖骨下静脈付近から冠静脈洞へリードを導く。留置後は4極ある電極の状態をチェックし、最もよい条件の極性に設定する

なんで？どうして？
除細動試験（DFT test）ってなんのためにするの？

鎮静をかけたうえでデバイスから心室細動を誘発し、適切に検出、治療が行われることを確認します。電気ショックを与える試験のため、心機能が極端に悪い症例では行われないこともあります。

通常、心室細動中の波形はQRSよりも波高値が低くなりますが、低減したVF波をしっかり検出できなければ治療の遅延や、最悪、治療がされないといったことがおこりかねません。そのため、あえて鈍く設定した感度で検出が行えることを、この試験で確認します。

また、デバイスで行えるショック治療の出力には限界があるため、より低い出力で心室細動を停止させられることが求められます。十分な安全域をもって設定していなければ、ショック治療を行っても心室細動が停止しない可能性があるため、デバイスの最大出力の15J程度の安全域をもって除細動が成功することが理想です。

遠隔モニタリングシステムの導入
- 近年、心臓植込みデバイスの多くが遠隔モニタリングシステム（RMS）を活用することが可能です。
- デバイスの作動状況や不整脈イベントなどの情報を知るためには、プログラマーを使用して本体からデータを読み込む必要がありますが、RMSは自宅に設置した送信機を介してそれらの情報を得ることができます。
- RMSを使用する場合、患者さんの同意のもと、デバイス植込み後にウェブ上で必要な情報を登録し、植え込まれたデバイスと送信機との紐付け作業を行うことで使用が可能となります。

管理のポイント

心電図モニター
- ペースメーカ同様に、ペーシング不全やセンシング不全が生じると、QRSの抜けや不必要なペーシングの送出が生じます。
- とくにCRTではRV、LVのペーシングが両方捕捉している場合と、いずれかのペーシングが捕捉できていない場合では心電図の形が変わります。

ツイッチング
- ペーシングにより横隔神経を刺激し、吃逆（しゃっくり）のように胸がピクつくような症状が出現する現象です。
- ペースメーカでもおこりうるトラブルですが、CRTのLVペーシングにおいてとくに問題となります。
- ペーシング極性の変更や出力の調整などで回避が可能です。

不適切作動
- 頻拍治療が必要ないときに行われてしまうことを、不適切作動といいます。
- 原因としては、頻脈性心房細動、上室頻拍、T波などの**オーバーセンス**、**ルーズピン**などがあります。検出方法の調整により回避できる可能性があります。

> オーバーセンス：検知しなくてもよい信号を過剰に検知すること
> ルーズピン：本体とリードの接続部の緩み ノイズの原因となる

ケアのポイント
- ✓ 心電図モニター：CRTでは波形の抜けなど、形が変わっていないこと、常にペーシング状態であることを確認しよう
- ✓ 不適切作動：患者さんにきわめて大きな精神的苦痛を与えるため、迅速、適切に対応しよう
（先輩ナースや臨床工学技士さんに報告する）

8章 循環器の検査 これだけポイント

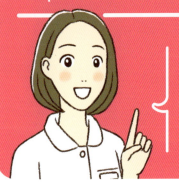

循環器の検査…学生のときにも勉強したけど、全部覚えてなんて…いませんよね。でもだいじょうぶ！
今から一緒に、心臓の状態を評価する検査について見てみましょう。検査の見方や内容について知ることで、患者さんがどんな状態にあるか？がわかりますよ。

1｜12誘導心電図

- 心電図は、心筋の微弱な電気（活動電位）を波形として記録したものです。この電流を異なる12方向から記録したものが12誘導心電図で、短時間で心臓の異常を知ることができます。
- 不整脈や心筋梗塞の診断・電解質異常など全身状態の把握に必要な情報が得られます。
- 記録時間が短いため、発作性に出現することが多い不整脈や狭心症発作を診断するのは困難です。

12誘導を準備しよう

▼ 12誘導本体とコード・電極

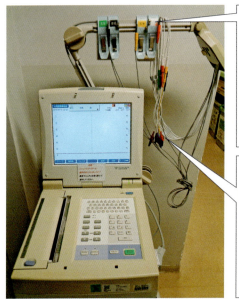

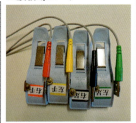
四肢誘導コード

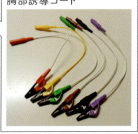
胸部誘導コード

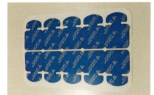
電極

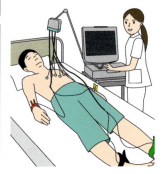

12誘導心電図の装着は一番に覚えよう。とても使用頻度が高いです。

正しく電極を装着しよう

▼ 四肢誘導電極装着位置

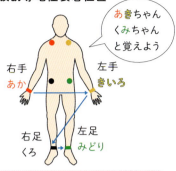

あきちゃん くみちゃん と覚えよう

右手 あか　　左手 きいろ
右足 くろ　　左足 みどり

四肢に装着できない場合は、体幹部分（鎖骨上 ●● ・肋骨下部 ●●）に装着

▼ 胸部誘導電極装着位置

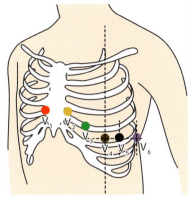

- V_1 第4肋間胸骨右縁
- V_2 第4肋間胸骨左縁
- V_3 V_2とV_4の中点
- V_4 第5肋間と左鎖骨中線の交点
- V_5 左前腋窩線上のV_4と同じ高さ
- V_6 左中腋窩線上のV_4と同じ高さ

正しく波形を記録しよう

▼ 波形の異常と確認ポイント

きれいに美しく記録しよう

交流	→	電気機器やコードが近くにないか？
筋電図	→	患者さんが緊張していないか？
基線のゆれ	→	患者さんが汗をかいて電極が外れかけていないか？

▼ 心電計の感度調整

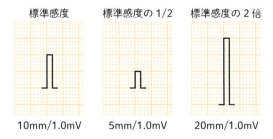

標準感度 10mm/1.0mV　　標準感度の1/2 5mm/1.0mV　　標準感度の2倍 20mm/1.0mV

自動モードでは、波形を見やすくするため、全体的に波形が大きかったら5mm/1.0mVに（標準の半分の高さになる）、小さかったら20mm/1.0mVに（標準の2倍の高さになる）、心電計が調節してくれる。感度の確認をしよう

休みの日は勉強も大事だけど、気分転換も大事だよ。

正しく波形を判断しよう

▼ 正常な刺激伝導過程と心電図波形

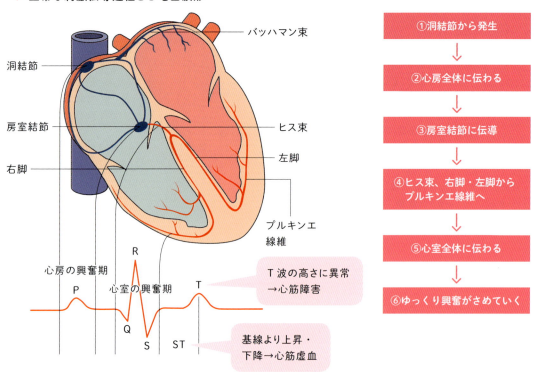

▼ 心電図の基本波形と基準値

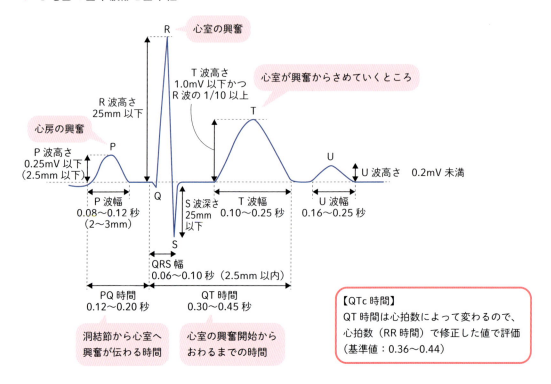

▼ 四肢誘導の波形　　　　　　　　　　▼ 胸部誘導の波形

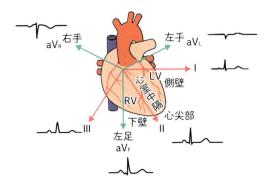 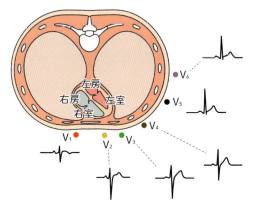

▼ 12誘導に反映される心筋梗塞部位

心筋梗塞部位	ST上昇誘導	おもな閉塞枝
前壁中隔梗塞	V_1〜V_4	左前下行枝
側壁梗塞	I、aV_L、V_5、V_6	左回旋枝
下壁梗塞	II、III、aV_F	右冠動脈

各誘導がどこから心臓の興奮をみているのかを考えると、異常がみられる誘導で、どのあたりに梗塞があり、そこに栄養する血管が詰まっていることが予測できる

＊不整脈の異常波形は6章（p.62〜）参照。

新人ナースあるあるメモ

みんなが苦手な心電図

間違えた！困った！ 配属したてのときは心電図が読めないと悩みがち…どうすればいいの？

こうすればだいじょうぶ 不整脈の種類も多く、心電図波形を勉強しようとしてもなかなか頭に入ってこないときはまず、洞調律の波形を覚えよう。洞調律波形がどのようなものかを理解し、次に不整脈をひとつずつ覚えていこう。あたりまえのようでも、基本をしっかり頭に入れると、何かおかしい？と気づけるようになる！

ケアのポイント

- ✓ 患者さんに心電図の必要性を説明し、自覚症状の有無を確認しよう
- ✓ カーテンを閉めて、不必要な露出をさけ、患者さんのプライバシーを守ろう
- ✓ 時計や靴下などは取り外してもらおう
- ✓ 緊張による筋電図が出現しないように、リラックスしてもらおう

メモを持ち歩いて、見たもの聞いたものを書きとめよう。

▼ 心拍数の数えかた

心電図のR波が、記録紙のマス目の太い線（5mmごとの線）に重なって記録されている波形に注目する。そこから次のR波が現れるまでに太めのマス目がいくつあるかを数える
簡易計算：300÷太いマス目の数＝心拍数

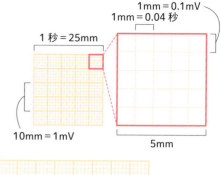

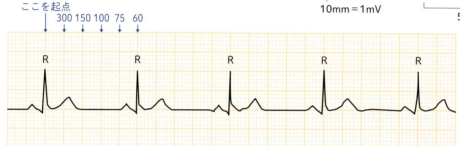

この心電図では、大きいマス目が5つになるので、300÷5＝60回/分となる。ただし、この方法は次のR波が太めの線上に乗っていない場合には、少し不正確となるため、より正確に計測するには、1,500（1分間に進む記録紙の横の長さ）を、RR間隔の実測距離（mm）距離で割る方法もある。
例）RR間隔が25mmの場合、1,500÷25＝60回/分

▼ 心拍数の基準値

成人	60〜100/分
学童	80〜110/分
乳幼児	110〜130/分
新生児	120〜140/分

✏️ 新人ナースあるあるメモ

波形はなんだかおかしいのに、患者さんにまったく異常が見られない…？

間違えた！困った！ 12誘導心電図の四肢誘導の電極を左右間違えて装着していた！

こうすればだいじょうぶ 12誘導心電図は、循環器で最も頻度の高い検査。常に持ち歩くメモなどに、装着の場所を色で書いて覚えよう。ノイズやブレなどでうまく描写できないときもあるので、患者さんに動かないように説明し、正しく描写できるようにしよう。

2 | 胸部 X 線

- 胸部 X 線は、心臓の大きさや肺の情報を得ることができる、欠かすことのできない検査です。
- 呼吸器疾患、先天性心疾患、急性呼吸窮迫症候群（ARDS）などほかの疾患との鑑別、患者さんの経過の評価、併存疾患や合併症の評価、処置後の確認などに用いられています。
- 心疾患の進行により心拡大がおこります。心臓の拡大の程度を知るには、心胸郭比（CTR）を測定します。
- 心不全による肺うっ血や胸水貯留を、胸部 X 線写真で確認することもできます。

胸部 X 線写真の撮影

- 胸部 X 線正面写真には、後-前像（P-A）と前-後像（A-P）があります。P-A/A-P というのは、X 線ビームを照射する方向です。

▼ 胸部 X 線写真の撮影像

P-A 像

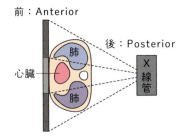

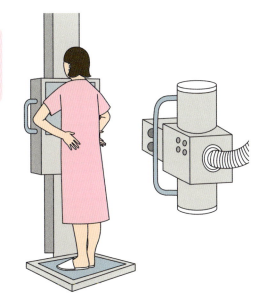

X 線検査室で立位で前胸部を検出器に密着させ、深吸気位で撮影する

A-P 像

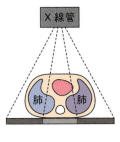

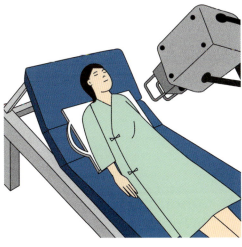

坐位または臥位で背中にカセッテを密着させ、前方からビームを照射する。車椅子に座ったり、ベッドなどに寝たままのことが多く、立位をとれないとき、前胸部を検出器に密着させることは難しいので、この方法が用いられる

さまざまな職種の人とコミュニケーションをとって、チームで患者さんをみていけるようにしよう。

胸部 X 線写真の見かた

①撮影条件と全景
- P-A 像か A-P 像、側面像、斜位像、立位・坐位・臥位・側臥位、吸気か呼気か、胸郭と肺野が写真に収まっているかなどを確認します。

②胸郭外の確認
- 頚部・上肢帯・軟部組織・上腹部を観察します。

③挿入物を見る
- 中心静脈カテーテル・気管チューブ・ペースメーカ・胃管などの挿入物の位置を観察します。

④胸郭を見る
- 鎖骨・肋骨・胸骨の骨折がないか確認します。胸骨横隔膜角（C-P angle）や気胸を確認します。

⑤縦隔を見る
- 胸部大動脈瘤では縦隔の拡大がみられます。

⑥肺野を見る
- うっ血像・胸水貯留・肺炎所見の有無を確認します。

⑦心臓を見る
- 心拡大の有無や程度を確認します。

▼ 挿入物の確認

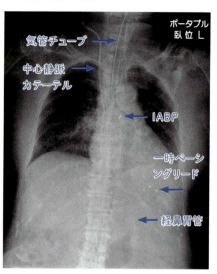

▼ 正常時

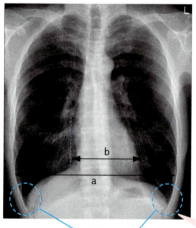

C-P angle

▼ 心拡大

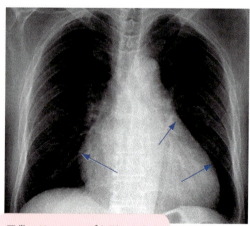

正常では、シャープな形にみえる

心胸郭比（CTR）＝心臓の横幅（b）÷胸郭の横幅（a）×100%

- 心胸郭比とは、X 線画像で胸部の横幅に対する心臓の横幅の比のこと
- 基準値は、成人で 50% 以下、小児で 55% 以下
- CTR が拡大し、加えて心エコーで心内腔の拡大をともなっている場合、「心拡大」と診断される

ケアのポイント

- ☑ どんな目的で検査をするのか、患者さんに説明しよう
- ☑ アクセサリーや金属のついた下着類は外してもらおう　　画像に映ってしまう
- ☑ 撮影部位に湿布薬がないことを確認しよう
- ☑ ペースメーカを挿入して1ヵ月未満の患者さんには、撮影時に手を高く上げたり、深呼吸をしないように説明しよう　P.81
- ☑ 点滴や酸素投与中の患者さんの場合は、ルートやチューブ類が画像に写らないよう整備しよう
- ☑ 髪の長い人の場合は、肩より上でまとめてもらおう

循環器病棟で重要なX線所見

うっ血性心不全

- 左心室または左心房でうっ血がおこると、手前の肺静脈でうっ血がおき、右心不全では体循環にうっ血を認め、肺外の胸腔内にもれ出して胸水となります。胸水はさまざまな疾患で出現するので、胸水があったら必ず心不全というわけではありません。

胸部大動脈瘤・肺動脈塞栓症

- 急性心筋梗塞を疑う患者さんによく胸部X線撮影を行いますが、心不全をおこしているか、ほかに胸痛をきたす疾患がないかを確認するという目的があります。
- 突然の胸背部痛で、上縦隔の拡大がみられる患者さんでは、急性大動脈解離を疑います。
- 多量の胸水がみられる場合には、大動脈瘤破裂がおこっている可能性があります。
- 胸痛や呼吸困難で来院し、胸部X線で一部の肺野の透過性が亢進している患者さんは、肺動脈塞栓症の可能性があります。
- 病歴や身体所見、ほかの検査所見からこれらの疾患を疑うことも多いです。診断には、造影CTや心エコーをあわせて施行します。

▼ 蝶形陰影（butterfly shadow）

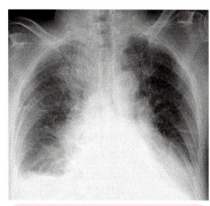

- うっ血が強くなると、肺野の陰影が斑状に変化し、肺門部で蝶が羽を広げたようにみえる
- 心不全では、左右対称に陰影が出ることが多い

▼ 胸水貯留

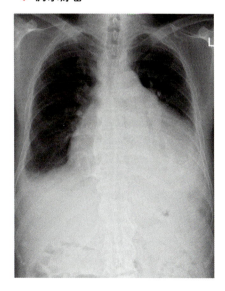

挿入物の確認

- 急性心筋梗塞や重症心不全などでは、症状に応じてさまざまな治療器具を留置することがあります。直接生命にかかわる物であり、挿入物の位置がずれてしまうと目的が果たせなくなり、合併症の原因となったりします。
- 気管チューブ、胃管、中心静脈・肺動脈カテーテル、体外式・植込み型ペースメーカ、大動脈内バルーンパンピング装置（IABP）、経皮的心肺補助装置（PCPS）などの位置の確認に用います。

▼ 留置中の医療器具の確認

気管チューブ	・先端が胸鎖関節より浅いと計画外抜管のリスクが高くなり、深すぎると片肺挿管の可能性が高まる
経鼻胃管（フィーディングチューブ）	・食道を通って胸腔内を抜け先端が胃内にあることを、必ず確認する→確認せずに水分・栄養・薬剤を投与すると、窒息や誤嚥のリスクとなる
中心静脈カテーテル	・先端が上大静脈内にあることを確認する
肺動脈（スワン・ガンツ）カテーテル	・左右どちらかの肺動脈に留置される ・深いと肺動脈穿孔のリスクがあり、浅いと目的とする血行動態の評価ができなくなる　P.101
体外式ペースメーカ	・右心室心尖部に留置されるのが一般的 ・先端が外れると、ペーシングが入らず、徐脈性失神や心停止に至ることがある
植込み型ペースメーカ	・右室内（心尖部あるいは心室中隔）、右房内（右心耳あるいは心房中隔）に留置される ・ペースメーカに共通する重篤な合併症：気胸・血胸と心タンポナーデ
大動脈内バルーンパンピング装置	・下行大動脈に留置され、位置はマーカーで確認する ・バルーン全体を胸部下行大動脈に収める必要があり、落ち込んでしまうと、腹腔動脈や上腸間膜動脈の虚血がおこることがある
経皮的心肺補助装置	・大腿からカニューレを挿入して設置する ・脱血カニューレの先端は右房内に留置する ・挿入時の位置とずれが大きい→カニューレは非常に太いため、逸脱・穿孔した場合には重大な出血をきたす可能性がある

▼ リードの位置のずれによるペーシング不全例

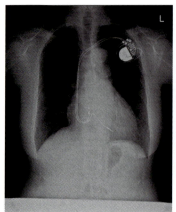
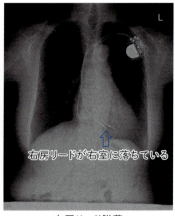

右房リード脱落前　　　　右房リード脱落

「わかりません」は恥ずかしくないよ。勇気をもって言ってみよう。

3 | 心臓 CT

心臓 CT って？

- 心臓 CT は、非侵襲的に冠動脈 CT 血管造影像を得ることができる検査です。冠動脈造影と比べて侵襲度がはるかに低く、外来でも行えます。
- 心電図同期を行うため被曝量が多いことが問題でしたが、CT 自体の改良により被曝量、造影剤量ともに減少傾向です。
- 心臓 CT による冠動脈病変の<u>陰性的中率は 99%</u>と非常に高く、スクリーニングとして非常に有用とされています。

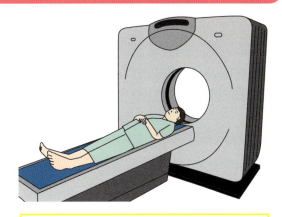

> 検査結果が陰性と出た人のうち、本当に疾患ではない人の割合、つまり見逃しはとても少ないということ

▼ 心臓 CT の目的：観察部位

①冠動脈：狭窄、石灰化、解離、走行
②バイパス血管
③心臓内血栓
④肺静脈：アブレーション前の 3D 画像
⑤冠静脈洞

心臓 CT の撮影

撮影前のポイント

脈を確認しよう

- 心臓は絶えず動いているので、明瞭な画像診断を行うために、脈を遅くする必要があります。冠動脈 CT 検査の前には脈を確認し、頻脈であれば前処置としてβ遮断薬：注射薬コアベータ®や経口薬セロケン®を投与しましょう。
- 撮影時には冠動脈を拡張させ画質を向上させるため、<u>ニトログリセリン</u>を投与します。 ─ ミオコール®スプレー

合併症に注意しよう

- 造影剤投与による副作用の観察に加え、脈を遅くするための薬剤投与後の徐脈にともなう症状の出現などに注意が必要です。

ケアのポイント

- ✓ 造影剤は通常、投与後 24 時間で投与量の 93〜99%が腎臓から体外へ尿とともに排泄されるため、検査前に腎機能データを確認しよう
- ✓ 造影剤アレルギーの副作用など、異常の早期発見のために十分な観察を行おう
- ✓ 制限のない患者さんには水分の積極的な摂取を促そう ─ 造影剤を排泄させるため
- ✓ 点滴を行う場合は、確実に管理しよう

患者さんは人生の大先輩です。患者さんからたくさんのことを学んでください。

▼ 冠動脈 CT 画像

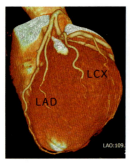
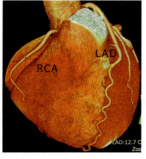
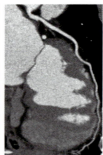

▼ 冠動脈狭窄の CT 画像

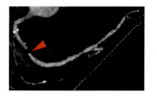

▼ 冠動脈狭窄の冠動脈造影画像

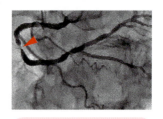

CT のほうが、冠動脈造影よりも狭窄は強くみえる

心臓 CT の問題点

腎機能低下
- eGFR ＜ 45 では補液（hydration）を行います。造影剤腎症にも注意が必要です。

腎機能（どれだけの老廃物を排泄する能力があるか）を評価する値

糖尿病
- 乳酸アシドーシスの報告があり、ビグアナイド薬（糖尿病治療薬）を内服している場合は、48 時間前から 48 時間後まで中止します。

頻脈、不整脈
- モーションアーチファクトが入るので、可能な限り心拍数コントロールを行います。

高齢者、透析患者さん
- 冠動脈の石灰化の可能性が高いです。石灰化があると内腔の評価が困難なので、高齢者や透析患者さんには CT 検査が有用でないことも多いです。

若年、妊娠
- 放射線被曝に注意が必要です。

なんで？ どうして？

副作用っていつ発生するの？

副作用の発生は、造影剤注入中が最も多く、次いで注入後 5〜10 分が多いです。遅発副作用（検査後 1 時間〜数日後）を認める患者さんもいるため、検査後のインフォメーションも重要です。

▼ 造影剤の副作用

軽度の副作用	吐き気・動悸・頭痛・かゆみ・くしゃみ・発疹
重度の副作用	呼吸困難・意識障害・血圧低下

▼ 冠動脈プラーク

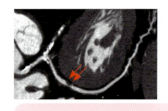

▼ 冠動脈石灰化

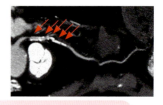

プラークの性状は CT が観察しやすい
低輝度のものは、より不安定で破裂しやすいと予想される

4｜心エコー

- 超音波を心臓にあてて（プローブを胸にあて）、その反射によって心臓の形態や機能を調べる検査です。
- 被曝などのからだの負担が少なく（侵襲度が低い）、リアルタイムで画像がみられます。
- エコー画像では、液体は黒く、筋肉、脂肪、骨の順に白くみえます。

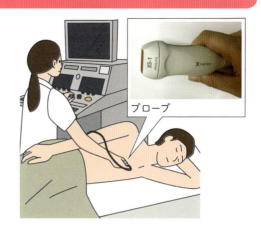

プローブ

検査に必要なもの

- エコーゼリー、タオル、ティッシュ、脱衣かごが必要です。
- 検査室は暗所で適温がよいです。

検査の姿勢

- 左側臥位になってもらうと、きれいな描出が可能です。
- 緊急時や術後などの体位変換が困難な場合には、そのままの体位で施行します。

▼ 心エコー検査から得られる情報

形態評価	基礎心疾患の推定
心機能評価	血行動態、心内圧の推定

急性心筋梗塞、弁膜症、肺塞栓症、心タンポナーデ、心不全評価などの慢性期〜超急性期における、さまざまなシーンの診断に役立つ

▼ 心エコー検査時の姿勢

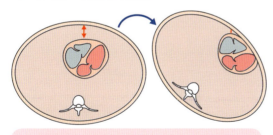

左側臥位になると、心臓と胸壁の距離が近くなり、よりきれいな画像がみえる

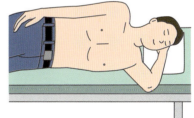

描出断面

- 基本とされる描出断面は、胸骨左第3、4肋間から見る左室長軸断面、左室短軸断面と心尖部から見る四腔断面、左室長軸断面、二腔断面の5つあります。

▼ 胸骨左縁左室長軸像

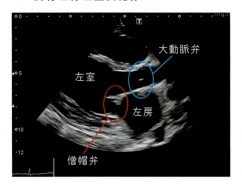

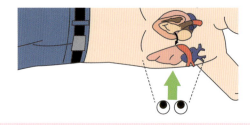

大動脈・左心房・左心室の位置、壁運動および僧帽弁・大動脈弁の状態の観察に適している

▼ 胸骨左縁左室短軸像

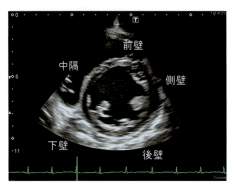

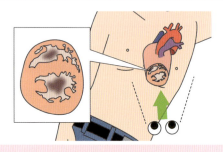

胸骨左縁左室長軸から90°時計まわりにプローブをまわした像。左心室の壁運動を同時に測定することができるので、虚血性心疾患の診断に適している

▼ 心尖部アプローチ

- 心尖部からさまざまな角度でプローブをあてることで、四腔断面、左室長軸断面、二腔断面をみることができる
- 心機能評価やドプラ測定に適している

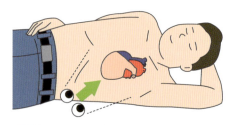

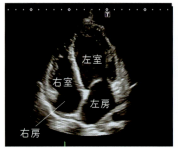

四腔断面

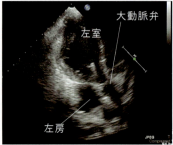

左室長軸断面

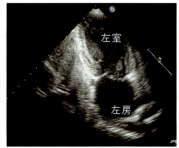

二腔断面

ドプラ心エコー

カラードプラ法
- 血流の速度・方向をカラー表示します。
- 弁膜症、とくに弁逆流症の診断に非常に役立ちます。
- 遠ざかる血液の流れは青色、近づく血液の流れは赤色で示されます。逆流などの血流の乱れはモザイクパターンで示されます。

パルスドプラ法
- 任意の位置の血流速度を測定できます。
- 大動脈弁狭窄症などの高速血流には向いていません。
- 左室流入速波形などで使用します。

連続波ドプラ法
- 最も速い血流速を測定します。
- 最大血流速（V）から、簡易ベルヌーイの式（圧較差＝$4 \times V^2$）により圧較差を出すことができます。
- 弁膜症における狭窄症（大動脈弁狭窄症）の重症度評価に用いられます。

▼ カラードプラ法

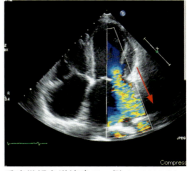

重症僧帽弁逆流症の一例（四腔断面像）

心尖部より遠ざかる血流は青色で示される
収縮期に左房側へ遠ざかるモザイク血流（↓）が、僧帽弁逆流の血流

心機能評価

- 心機能評価は、浮腫や呼吸困難がみられる患者さんにおいて、その原因が心臓由来かどうかの判断に役立ちます。
- 心機能は大きく収縮能と拡張能に分けられます。

左室駆出率：収縮能の評価
- 左室駆出率のことをEF（ejection fraction）といいます。左室容積の変化をみている指標です。
- 健常な男性で64±5％、女性で66±5％（JAMP studyより）とされています。30％をきると重度低下です。

▼ 左室駆出率

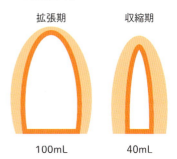

拡張期 100mL　収縮期 40mL

$$\frac{100mL - 40mL}{100mL} \times 100$$
$= 60/100 \times 100$
$= 60\%$
この場合、EF60％となる

一回拍出量（Stroke Volume）＝左室拡張末期容積（LVEDV）−左室収縮末期容積（LVESV）
EF ＝ Stroke Volume/LVEDV × 100％

経食道心エコー

- 麻酔を行いプローブがついた内視鏡を飲み込んで施行します。よりきれいな描出ができ、胸壁からの心エコーでは十分に得られなかった情報も得ることができます。
- 経胸壁エコーとはちがい半侵襲的検査であるため、少ないですが禁忌や合併症にも注意を払う必要があります。

合併症

- 非常に少ないですが、重篤な合併症として、食道穿孔や麻酔薬による呼吸停止、誤嚥、歯の損傷などがあります。
- 検査前からの静脈ラインの確保や、検査前後でのバイタルサインの確認や酸素投与の準備が必要となります。

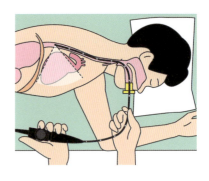

▼ 経食道心エコー（3D）

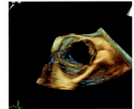 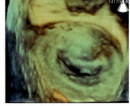

正常大動脈弁　　　僧帽弁狭窄症

▼ 経食道心エコーの適応と禁忌

適応	異常構造物（左房内血栓、腫瘍、感染性心内膜炎、脳梗塞の原因検索）、弁膜症、心房中隔、心臓手術中の評価
禁忌	食道疾患、食道手術歴、胸部外傷、縦隔の放射線治療後、検査に非協力的

なんで？ どうして？

経食道心エコー時には何に注意したらいいの？

嘔吐、誤嚥を防止するために、基本的に絶食して行う検査です（検査前3〜4時間、検査後1時間など、施設のルールを確認してください）。検査後も麻酔薬によるふらつき、食事や誤嚥にも注意が必要です。

🖊 新人ナースあるあるメモ

経食道心エコー後の飲水はどうする？

間違えた！ 困った！ 経食道心エコー後すぐの患者さんからナースコールがあり、喉がかわいたから水を飲んでいいか聞かれた。どう対応したらいいの？

こうすればだいじょうぶ！ 経食道心エコー直後は、鎮静薬を投与し喉に麻酔をしており、大変誤嚥しやすい状況。必ず指示されている時間まで飲水は禁止し、看護師見守りのもと飲水チェックを行うようにしよう。

5 | 心臓カテーテル検査

- 心臓カテーテルを用いて、心臓・冠動脈・大血管の造影や内圧・容積・血行動態の評価に加え、冠動脈の狭窄を拡張する治療を行います。電気生理学的検査を行うこともできます。
- 近年では、大動脈弁や僧帽弁などをカテーテルで治療することもあります。
- からだへの侵襲（負担）をともなう検査であり、検査前から十分に検査の必要性について患者さんに説明します。
- 検査内容は、①血行動態・心内圧の評価と、②心血管造影に分けられます。
- 方法としては、静脈系の右心カテーテルと、動脈系の左心カテーテルの2つあります。

右心カテーテル

- 温度センサーなどをもつスワン・ガンツカテーテルを、大腿静脈や尺側皮静脈、内頸静脈などから挿入します。先端のバルーンをふくらませ血流にのって、右心房、右心室、肺動脈までカテーテルを進めていきます。
- 正確な心内圧・血行動態評価に欠かせない検査です。
- 心拍出量の測定には、冷水を使用する熱希釈方法、血液検査を使用するFick法の2種類の算出方法があります。

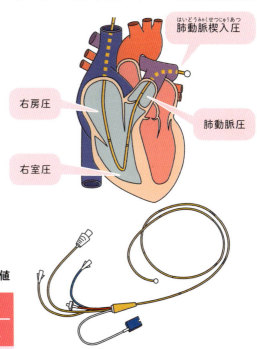

▼ スワン・ガンツカテーテルの心内圧測定位置

肺動脈楔入圧（はいどうみゃくせつにゅうあつ）
右房圧
肺動脈圧
右室圧

▼ スワン・ガンツカテーテルにより測定される基準値

検査項目	基準値（mmHg）		
	収縮期	拡張期	平均圧
肺動脈楔入圧	3〜12	3〜15	2〜12
肺動脈圧	15〜30	3〜12	10〜20
右室圧	15〜30	2〜8	—
右房圧	2〜10	2〜10	2〜8
心拍出量（CO）	約3.5〜7.0L/分		
心係数（CI）	2.5〜4.0L/分/m²		
一回拍出量（SV）	60〜130mL		

- 心拍出量（CO）：心臓が毎分送り出す血液量
- 心係数（CI）：心拍出量／体表面積
- 一回拍出量（SV）：心拍出量／心拍数

心係数と肺動脈楔入圧によるフォレスター分類で、ポンプ失調の重症度がわかる

P.50

検査後は治療方針が変わるかも。医師に確認しよう。

左心カテーテル

- 冠動脈造影用のカテーテルや、**ピッグテールカテーテル**を橈骨動脈、上腕動脈、大腿動脈から挿入します。血流に逆らい、冠動脈や左室内までカテーテルを進め、造影剤を流します。

> ブタのしっぽのように先端が回転している形からそうよばれる

▼ 左心カテーテルによる造影画像

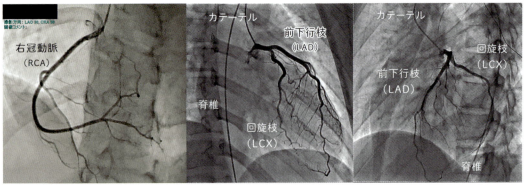

狭窄評価（AHA分類） P.15

- **冠動脈を15分割**し、狭窄の程度を0～100%の7段階で分けて評価します。
- 狭窄のまったくないものから0%、25%（0～25%）、50%（26～50%）、75%（51～75%）、90%（76～90%）、99%（91～99%）、完全閉塞を100%とします。末梢への遅延造影がみられる場合を、99%with delayと表記することがあります。
- 古典的には75%を有意狭窄としますが、治療適応は狭窄の重症度のみではなく、症状や機能もあわせて判断することが重要です。

> #1と書いてあった場合は、「シャープ1」ではなく「1番」また「セグメント1」とよむ

左室機能の評価

- 左心室内に造影剤を注入し、心臓の壁運動の評価をします。

▼ 冠動脈のAHA分類

右冠動脈（RCA）

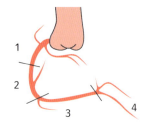

左冠動脈（LCA）

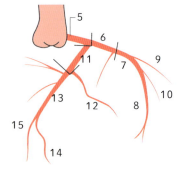

検査前のケア

検査前の説明確認事項
- 検査前日までに、パンフレットなどを用いて検査の目的・方法・手順について説明します。
- 医師から説明を受けているか、承諾書が得られているか確認します。感染症、腎機能データ、アレルギーの有無、造影剤の副作用の有無、中止薬の有無を確認します。

検査前の内服薬の確認
- ビグアナイド系メトホルミン塩酸塩（メトグルコ®、メルビン®など）、抗凝固薬、抗不整脈薬、抗血小板薬を検査前に中止や追加することがあり、確認することが大切です。

患者さんの不安
- とくにはじめてカテーテル検査・治療を受ける患者さんは、検査・治療を具体的にイメージできず、どのように検査が進むかについて不安をもっています。看護師として、患者さんの不安や疑問の傾聴を行い、それを解消することによって安心してカテーテル検査が受けられるようにしましょう。

▼ 穿刺部位 P.16、17

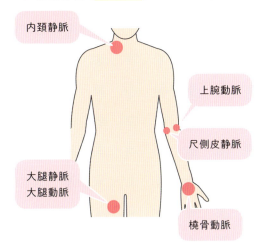

▼ 止血用圧迫帯

TRバンド®

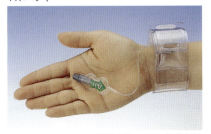

（画像提供：テルモ株式会社）

とめ太くん®

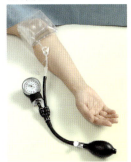

（画像提供：ゼオンメディカル株式会社）

✏ 新人ナースあるあるメモ

止血圧迫帯の扱いどうしたら…？

間違えた！困った！ 患者さんから、止血圧迫帯のところにしびれや痛みがあるので緩めてほしい、とコールがあった。どう対応したらいいのかわからない…。

こうすればだいじょうぶ！ カテーテル検査では太い径の血管を穿刺しているため、看護師の判断で圧迫を緩めてはいけない。必ず医師に報告を行い、緩めることができなければ、鎮痛薬などの投与を考慮しよう。

合併症

- 穿刺にともなう合併症として血腫や感染があり、危険なものでは後腹膜血腫（大腿動脈穿刺の場合）、動静脈瘻、仮性動脈瘤があります。
- 検査後も穿刺部の血腫がないか、血管雑音が聞こえないか、貧血や血圧低下の進行がないかに十分気をつける必要があります。再圧迫や、場合により外科手術が必要となることがあります。

脳梗塞

- カテーテル検査にともなう合併症のなかで、まれですが（0.1〜0.4%の頻度で発症）、大きな後遺症を残す可能性があります。動脈壁のプラークの破綻やカテーテル時の微小な血栓や造影剤や生理食塩水に小さな空気が混入されることで、おこります。
- 脳梗塞が疑われる場合は、速やかにCTやMRIを撮影し、発症時期と症状の経過から治療方針を決定します。抗血小板薬や抗凝固薬を使用することが多いです。

血管迷走神経反射

- 徐脈、低血圧、あくび、冷汗を症状とし、約3%にみられます。
- 不安が強い場合や穿刺時やシース抜去時の疼痛によりおこることがあります。

造影剤腎症

- 造影剤使用後3日までにおこる、血清クレアチニン値が0.5mg/dL以上または25%以上の増加と定義され、腎機能が低下する状態です。
- 高齢者、糖尿病、腎機能障害、脱水が発症しやすい原因となります。**事前の予防**が大切なので飲水を促します。飲水量の制限のある患者さんには気をつけましょう。 → 点滴を行うこともある

造影剤アレルギー

- 造影剤使用にともないあらわれる吐き気、嘔吐、皮膚紅潮、かゆみ、じんましんなどの軽度な症状から、呼吸困難、血圧低下、意識低下、心停止のような重篤なものまであります。アレルギー予防には、抗ヒスタミン薬および副腎ステロイドの使用が有効です。

カテーテル後のケア

- カテーテル後は右の「検査後のチェック項目」に示す観察を行い、異常がある際には早急に医師に報告します。
- 安静を保つことができているかの評価も必要です。腰痛など苦痛が強いようなら枕の挿入、鎮痛薬の投与を考慮します。

なんで？ どうして？

看護師が注意することで発見、予防できることは？

血管迷走神経反射は、カテーテルが終了し検査室から病室に戻るまでに緊張がとけ、生あくびや吐き気などといった症状が出現する場合があるので要注意です。排泄をがまんすることも原因となるので、トイレに行きたいのをがまんしていないか確認しましょう。

▼ 検査後のチェック項目

- バイタルサイン
- 胸部不快感、胸痛の有無
- 穿刺部位（出血、血腫の有無）
- 圧迫固定の状態
- 末梢冷感の有無、末梢動脈の触知
- チアノーゼの有無
- 心電図モニター
- 12誘導心電図
- 吐き気・嘔吐の有無
- 疼痛の有無

9章 循環器でよく使われる薬

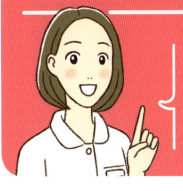

循環器病棟は、生命に危機の及ぶ不安定な循環状態の患者さんが多いのが特徴です。原疾患に応じた適切な治療薬を選択することが大切ですが、急性期には即効性のある強力な薬を使用し、全身状態が改善してから長期予後を考慮した穏やかな治療薬に変更していくことが一般的です。

* 本書では、新人ナースに注目してほしいポイントにしぼって情報を記載しています。
* 本書の情報は2018年10月現在のものです。
* 本書の編集製作に際しては、最新の情報をふまえ、正確を期すよう努めておりますが、医学・医療の進歩により、記載内容は変更されることがあります。その場合、従来の治療や薬剤の使用による不測の事故に対し、著者および当社は責を負いかねます。
* 製品写真は2018年10月時点で、各メーカーの医療関係者向けホームページなどより許可を得て掲載したものです。製品の外観は、メディケーションエラー減少の目的の改善などにより、つねに変更の可能性があります。また、製品は予告なく販売中止される可能性がありますので、各製品の使用時には最新の添付文書などをご確認ください。

1｜強心薬

こんな薬です

心原性ショックはきわめて予後不良な状態であり、血液循環を維持するために心臓の収縮力を増強して心拍出量を増加させる強心薬が使用される。しかし、多量の強心薬は弱った心筋に負担をかけて不可逆的障害をおこしたり、心室頻拍など危険な不整脈を増加させる作用もあり、適切な薬剤を用量に注意して使うことが大切。
古くから経口強心薬としてジギタリスが使用されてきたが、副作用や用量調整の煩雑さから、強心薬として使用されることはほとんどなくなった。

カテコラミン

商品名 イノバン®注シリンジ
一般名 ドパミン塩酸塩

- **適応** 急性循環不全（心原性ショック、出血性ショック）
- **禁忌** 褐色細胞腫など
- **副作用** 不整脈、四肢冷感、嘔吐

ナースが知っておきたいポイント

✓ 心筋の$β_1$受容体以外にα受容体やドパミン受容体を介した末梢血管収縮作用と腎血管拡張作用があり、血圧の低い心不全患者さんによく使用される。

薬を覚えるのは大変ですね。薬剤師さんとも連携をとろう。

商品名	ドブトレックス®注射液
一般名	ドブタミン塩酸塩

- 適応：急性循環不全における心収縮力増強、心エコー図検査における負荷
- 禁忌：肥大型閉塞性心筋症など
- 副作用：不整脈（頻脈・期外収縮など）、血圧低下など

ナースが知っておきたいポイント
- ✓ 心筋収縮力を増強させるが末梢血管を収縮させないため、血圧が保たれた心不全患者さんに有効。

商品名	ノルアドリナリン®注
一般名	ノルアドレナリン

- 適応：急性低血圧またはショック時
- 禁忌：心室頻拍など
- 副作用：徐脈

ナースが知っておきたいポイント
- ✓ α受容体を介した強力な末梢血管収縮により血圧を上昇させるが、強心作用は弱い。

PDE阻害薬

商品名	ミルリーラ®注射液
一般名	ミルリノン

- 適応：急性心不全
- 禁忌：肥大型閉塞性心筋症など
- 副作用：心室頻拍、心室細動、血圧低下、腎機能の悪化

ナースが知っておきたいポイント
- ✓ 細胞内のサイクリックAMP（cAMP）を分解するホスホジエステラーゼ（PDE）Ⅲを阻害することで、細胞内のcAMP量を選択的に増加させ、心筋収縮力の増強作用および血管拡張作用を示す。
- ✓ 過度の心拍数の増加、心室頻拍、心室細動、血圧低下が生じることがあるので、観察を十分に行い、症状が認められた場合は、減量・中止など適切な処置を行うこと。

商品名	アカルディ®カプセル
一般名	ピモベンダン

- 慎重投与：肥大型閉塞性心筋症、急性心筋梗塞など
- 適応：急性心不全、慢性心不全（軽症～中等症）
- 副作用：動悸、悪心、心室期外収縮、低血圧

ナースが知っておきたいポイント
- ✓ 心筋細胞の収縮調節たんぱくのCaイオンに対する感受性を高めることにより、心筋収縮力を増強させる。
- ✓ 重症心不全で強心薬の点滴が中止困難な場合や、QOLの改善を期待して少量使用する。

ケアのポイント

- ✓ 血管外に薬液がもれた場合、血管収縮により、注射部位を中心に硬結や壊死をおこすことがあるため、刺入部をしっかり観察しよう
- ✓ カテコラミンを使用する際は、末梢血管の収縮により四肢冷感などの末梢虚血をおこすことがあるため、四肢の色や温度に注意して観察しよう
- ✓ 強心薬の点滴では、γ（ガンマ）という単位が一般的に使用されている。1γは体重50kgの患者さんに1時間で薬剤を3mg投与する速度で、多くのシリンジ製剤では使用しやすいように濃度が工夫されている（一般的な使用量：ドパミン2～20γ、ドブタミン2～15γ、ノルアドレナリン0.01～0.1γ、ミルリノン0.3～0.8γ）

2｜血管拡張薬

こんな薬です
血圧の高い急性心不全や急性大動脈解離などの疾患では、速やかに血圧を下げる必要がある。狭心症では、心負荷の増加や冠動脈のけいれんにより胸痛が出現する。血管拡張薬は全身の血管や冠動脈を拡張して、これらの症状を速やかに改善する。また、高血圧が持続すると動脈硬化や心肥大、腎機能障害の原因となるため、経口血管拡張薬が重要な役割を果たす。降圧効果や作用時間、臓器保護効果を考えた薬剤と剤型の選択が重要である。

硝酸薬

冠動脈拡張作用が強い反面、持続時間が短く、頭痛などの症状が出やすいことから、おもに狭心症発作時に舌下錠やスプレーで処方される。

商品名 ミリスロール® 注
一般名 ニトログリセリン

- **適応** 急性心不全（慢性心不全の急性増悪期を含む）、不安定狭心症
- **禁忌** 高度の貧血、閉塞隅角緑内障など
- **副作用** 血圧低下、頻脈、頭痛・頭重感

ナースが知っておきたいポイント
✓ 低血圧、反射性頻脈、頭痛がおこりやすいので、持続点滴時はバイタルサインに変化がないか注意が必要。

商品名 ニトロペン® 舌下錠
一般名 ニトログリセリン

- **適応** 狭心症、心筋梗塞、心臓喘息、アカラジアの一時的緩解
- **禁忌** 重篤な低血圧、高度の貧血、閉塞隅角緑内障など
- **副作用** 血圧低下、熱感、動悸、頭痛、悪心など

ナースが知っておきたいポイント
✓ 内服では効果が遅いことに注意。有効期限（3年間）が切れていないか確認しよう。

商品名 ミオコール® スプレー
一般名 ニトログリセリン

- **適応** 狭心症発作の寛解
- **禁忌** 重篤な低血圧、高度の貧血、閉塞隅角緑内障など
- **副作用** 舌のしびれ、頭痛、舌痛など

ナースが知っておきたいポイント
✓ 高血圧を伴う心不全増悪（CS1）には、即効性を期待して最初に使用することもある。

商品名 ニトロール® 注
一般名 硝酸イソソルビド

- **適応** 急性心不全（慢性心不全の急性増悪期を含む）、不安定狭心症、冠動脈造影時の冠攣縮寛解
- **禁忌** 重篤な低血圧、原発性肺高血圧など
- **副作用** 血圧低下、めまい、動悸、四肢浮腫、頭痛、嘔気、嘔吐など

ナースが知っておきたいポイント
✓ ニトログリセリンより降圧効果は穏やかだが、低血圧、頭痛の出現には注意が必要。

間違いがないか、患者さんにはフルネームを聞いて確認してね。

商品名 **フランドル®テープ**
一般名 **硝酸イソソルビド**

- 適応 狭心症、心筋梗塞（急性期を除く）、その他の虚血性心疾患
- 禁忌 重篤な低血圧、高度の貧血、閉塞隅角緑内障など
- 副作用 接触皮膚炎、頭痛、血圧低下

ナースが知っておきたいポイント

- ✓ 皮膚の硬い所や毛深い所は避け、胸部、上腹部または背部に貼り付ける。
- ✓ 1日1回貼付の場合は入浴後に貼るよう指導する。

商品名 **シグマート®注**
一般名 **ニコランジル**

- 適応 不安定狭心症、急性心不全（慢性心不全の急性増悪期を含む）
- 禁忌 ホスホジエステラーゼ5阻害作用を有する薬剤を投与中の患者さん
- 副作用 肝機能障害、血小板減少、血圧低下、頭痛など

ナースが知っておきたいポイント

- ✓ 単独での血管拡張作用は弱いが、作用機序が異なるため、他の硝酸薬やCa拮抗薬と併用して使用される。
- ✓ 血圧低下が少なく、硝酸薬より微小な血管を拡張させるため、急性心筋梗塞に対するカテーテル治療時にもよく使用される。

Ca拮抗薬

作用時間が長く、狭心症の発作予防に使用される。
高血圧の慢性期治療には、Ca拮抗薬以外に、臓器保護を期待してアンギオテンシン受容体拮抗薬（ARB）、アンギオテンシン変換酵素（ACE）阻害薬、利尿薬、β遮断薬などが使用される。

商品名 **ペルジピン®注射液**
一般名 **ニカルジピン塩酸塩**

- 適応 高血圧性緊急症、急性心不全（慢性心不全の急性増悪を含む）、手術時の異常高血圧の救急処置
- 禁忌 高度な大動脈弁狭窄・僧帽弁狭窄、肥大型閉塞性心筋症、低血圧など
- 副作用 麻痺性イレウス、低酸素血症、狭心痛、肝機能障害など

ナースが知っておきたいポイント

- ✓ 静注可能なCa拮抗薬であり、強力な降圧作用により高血圧をともなう急性大動脈解離によく使用される。

商品名 **ノルバスク®錠**
一般名 **アムロジピンベシル酸塩**

- 適応 高血圧症、狭心症
- 禁忌 妊婦または妊娠している可能性のある女性
- 副作用 ほてり、めまい、頭痛、動悸など

ナースが知っておきたいポイント

- ✓ 長時間作用型のCa拮抗薬で安全性が高いため、とくに高齢者に処方される。
- ✓ ARBと一緒によく使用されている。

＊そのほかのCa拮抗薬：ニフェジピン（血圧低下作用が強く、重症高血圧に有効）、ベニジピン（冠動脈拡張作用が強く、冠攣縮性狭心症に有効）、ジルチアゼム（徐拍化作用があり、頻脈性不整脈にも有効）

アンジオテンシンⅡ受容体拮抗薬（ARB）
アンジオテンシン変換酵素阻害薬（ACE阻害薬）

ARBの降圧作用は比較的穏やかだが安全性が高く、心臓や腎臓を保護するはたらきがあるため、高血圧治療の第一選択薬としてよく処方される。また、Ca拮抗薬やサイアザイドとの併用で強力な降圧作用を示すため、多くの配合薬が発売されている。ACE阻害薬にも臓器保護作用があるが、空咳の副作用があり、腎排泄なので腎臓の悪い患者さんでは高カリウム血症などがおこりやすく注意が必要。ARBもACE阻害薬も収縮能が低下した心不全に対して予後改善効果があり使用されるが、妊婦や妊娠している可能性のある女性に対する処方は禁忌とされている。

商品名 **ブロプレス®錠**
一般名 **カンデサルタンシレキセチル**

武田薬品工業医療関係者向けHP（2018年10月）より

- 適応：高血圧症、腎実質性高血圧症、慢性心不全
- 禁忌：妊婦または妊娠している可能性のある女性など
- 副作用：失神、血管浮腫、顔面・口唇・舌・咽頭・喉頭腫脹など

ナースが知っておきたいポイント
✓ より降圧作用が強いARBもあるが、慢性心不全に対して保険適応があるのでよく処方されている。

商品名 **アジルバ®錠**
一般名 **アジルサルタン**

武田薬品工業医療関係者向けHP（2018年10月）より

- 適応：高血圧症
- 禁忌：妊婦または妊娠している可能性のある女性など
- 副作用：めまい、頭痛、血管浮腫、顔面・口唇・舌・咽頭・喉頭腫脹など

ナースが知っておきたいポイント
✓ ARBのなかでは後発であり、単剤で強い降圧作用がある。

商品名 **レニベース®錠**
一般名 **エナラプリルマレイン酸塩**

- 適応：本態性高血圧症、腎性高血圧症、腎血管性高血圧症、悪性高血圧
- 禁忌：血管浮腫の既往、妊婦または妊娠している可能性のある女性など
- 副作用：血管浮腫、ショックなど

ナースが知っておきたいポイント
✓ 慢性心不全に対して保険適応がある。空咳をおこしやすいという副作用を利用して、誤嚥性肺炎の予防目的で高齢者に使用することがある。

＊その他のARB：ロサルタン、バルサルタン、オルメサルタン、テルミサルタン、イルベサルタンなど
＊その他のACE阻害薬：テモカプリル、イミダプリルなど

📝 新人ナースあるあるメモ

舌下錠を飲み込んじゃった！

間違えた！困った！ 狭心症の患者さんにニトロペンを渡したら、舌下せずに飲み込んでしまった。もう1錠舌下してもらったほうがいいの？ニトロスプレーや貼付薬使用の注意点も教えて！

こうすればだいじょうぶ！ 舌下錠を内服しても害はないが、効果がほとんどなくなってしまう。血圧低下がなく、胸痛が続くようなら、もう1錠舌下してもらおう。手がふるえたり、唾液の少ない高齢者では舌下錠使用が困難のため、スプレーを選択しよう。テープ剤を使用するときは皮膚トラブルの原因になるため、毎日貼る場所を変えよう。不整脈でDCやAEDを使用する可能性が高い場合は、パッドを貼る場所以外を選択しよう。

ケアのポイント

- ✓ 口腔内乾燥のため舌下錠が溶けにくい高齢の患者さんには、スプレーを選択しよう
- ✓ 血圧低下の可能性があるため、横になるか椅子に座って使用するよう説明しよう
- ✓ グレープフルーツ（果肉、ジュースなど）は、Ca拮抗薬の吸収率を上げて、血中濃度を上げてしまうため、摂取を避けるよう患者さんに説明しよう

3｜利尿薬

こんな薬です
さまざまな原因で心臓のはたらきが低下すると、からだは水分を貯留して循環血液量を増やすことで心拍出量を維持しようとする。過剰な水分貯留により肺や肝臓、腎臓のうっ血や末梢の浮腫をきたし、全身状態を悪化させる。
腎臓に作用して水分の排泄を促し、心臓の負担（前負荷）を減少させる。心不全や高血圧の治療に重要な薬。
利尿薬の種類により抑制される水分の再吸収部位が異なるため、利尿効果の強さや持続時間を考えて使い分ける。

ループ利尿薬

ヘンレ係蹄上行脚でのNa、Cl再吸収を抑制することで、強力な利尿効果を示す。

商品名 ラシックス®注
一般名 フロセミド

- **適応** 高血圧症（本態性、腎性など）、悪性高血圧、心性浮腫（うっ血性心不全）
- **禁忌** 無尿、肝性昏睡など
- **副作用** ショック、アナフィラキシー、再生不良性貧血、汎血球減少症、無顆粒球症、血小板減少、水疱性類天疱瘡、難聴など

ナースが知っておきたいポイント
- ✓ 即効性を期待できるが、作用時間が短く（4〜6時間）、尿量に応じた静注や持続点滴で使用する。

商品名	ラシックス®錠
一般名	フロセミド

- 適応　静注薬同様
- 禁忌　無尿、肝性昏睡など
- 副作用　静注薬同様

ナースが知っておきたいポイント

✓ 経口薬としては、より作用時間の長いトラセミドやアゾセミドが処方されることがある。

商品名	ルプラック®錠
一般名	トラセミド

- 適応　心性浮腫、腎性浮腫、肝性浮腫
- 禁忌　無尿、肝性昏睡など
- 副作用　低カリウム血症、高尿酸血症、高カリウム血症、肝機能障害など

ナースが知っておきたいポイント

✓ 比較的低カリウム血症をおこしにくいループ利尿薬で、肝障害や腎障害による浮腫を改善するのにもよく処方される。

抗アルドステロン薬

遠位尿細管でのNaの再吸収を抑制することで、穏やかな利尿効果を示す。ループ利尿薬とちがって血清カリウムを減少させないので、不整脈をおこしにくいとされるが、腎障害や糖尿病を合併する患者さんでは高カリウム血症をきたしやすく、ACE阻害薬やARBとの併用には注意が必要。

商品名	アルダクトン®A錠
一般名	スピロノラクトン

- 適応　高血圧症（本態性、腎性など）、心性浮腫（うっ血性心不全）
- 禁忌　無尿、高カリウム血症、アジソン病など
- 副作用　不整脈、高カリウム血症、女性化乳房など

ナースが知っておきたいポイント

✓ 利尿効果は強くないが、心不全患者さんの予後を改善するため、他のループ利尿薬と併用されることが多い。

商品名	セララ®錠
一般名	エプレレノン

- 適応　高血圧症、慢性心不全
- 禁忌　高カリウム血症、重度の腎機能障害、重度の肝機能障害
- 副作用　高カリウム血症、頭痛、めまい、嘔気など

ナースが知っておきたいポイント

✓ スピロノラクトン同様に利尿効果は強くないが、心不全患者さんの予後を改善する。
✓ 女性化乳房などの副作用は少ない。

サイアザイド系利尿薬

遠位尿細管での Na、Cl 再吸収を抑制することで利尿作用を示すが、利尿作用が弱いので、浮腫など水分貯留をともなう高血圧症の治療に処方される。

商品名 フルイトラン®錠
一般名 トリクロルメチアジド

- **適応** 高血圧症、心性浮腫、腎性浮腫、肝性浮腫、月経前緊張症
- **禁忌** 無尿、急性腎不全など
- **副作用** 再生不良性貧血、低ナトリウム血症、低カリウム血症など

> **ナースが知っておきたいポイント**
> ✓ 長期投与で腎機能や脂質、糖質、尿酸代謝に影響を与えるため、少量で処方することが多い。

その他

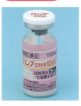

商品名 ハンプ®注射用
一般名 カルペリチド

- **適応** 急性心不全（慢性心不全の急性増悪期を含む）
- **禁忌** 重篤な低血圧、心原性ショック、右室梗塞など
- **副作用** 血圧低下

> **ナースが知っておきたいポイント**
> ✓ 血管拡張作用と弱い利尿作用があり、血圧が低下して十分な利尿効果が得られない場合があり、ほかの利尿薬で効果不十分な高血圧心不全患者さんに処方される。

商品名 サムスカ®錠
一般名 トルバプタン

- **適応** 心不全における体液貯留
- **禁忌** 口渇を感じないまたは水分摂取が困難な患者さん、高ナトリウム血症、無尿
- **副作用** 口渇、BUN 上昇、血中尿酸上昇

> **ナースが知っておきたいポイント**
> ✓ ほかの利尿薬と異なり、電解質に影響を与えず（投与初期には Na 上昇に注意が必要）、水分のみを排泄する作用があり、慢性腎不全や水分貯留が高度な心不全患者さんの急性期治療に処方される。
> ✓ 1日 10L 以上の尿が出ることもあり、処方中は飲水制限を緩和する必要がある。

ケアのポイント

✓ 排泄時のナースコール指導をしよう。屯用薬として使用する場合は、時間を調整してもらうよう医師に相談しよう
　→利尿薬の使用にともない排尿回数が増加するため、高齢者、歩行困難、離床開始初期の患者さんの場合、転倒のリスクが高くなる

✓ 尿量だけではなく、便秘にも気をつけよう
　→体内の水分が減ると便秘になりがち。便秘になると怒責により心負荷がかかるため、便コントロールも必要

4 | 抗血栓薬

> **こんな薬です**
> 血小板凝集や凝固活性を阻害することで、血栓形成を抑制する。虚血性心疾患、心臓弁膜症術後、心房細動、静脈血栓症の治療や血栓予防に重要な薬。

抗血小板薬

急性心筋梗塞や不安定狭心症の治療で冠動脈に留置されたステントは、血栓ができて急に閉塞してしまうことがある（ステント血栓症）。抗血小板薬はこうした動脈内血栓症の予防や治療に使用される。
心筋梗塞の急性期治療では、作用機序が異なる2種類の抗血小板薬が併用されることが一般的。

- 商品名 **バイアスピリン®錠**
- 一般名 **アスピリン**
- 適応　狭心症・心筋梗塞・虚血性脳血管障害の血栓・塞栓形成の予防
- 禁忌　アスピリン喘息、消化性潰瘍、出血傾向のある患者さんなど
- 副作用　胃腸障害、口唇腫脹、皮疹、めまい、血圧低下など

ナースが知っておきたいポイント
✓ 腸溶錠なので吸収が遅く、急性心筋梗塞など即効性を期待するときには、患者さんにかみ砕いてから内服してもらう。

- 商品名 **プラビックス®錠**
- 一般名 **クロピドグレル硫酸塩**
- 適応　PCIを受ける患者さん、虚血性脳血管疾患、末梢動脈疾患
- 禁忌　出血している患者さんなど
- 副作用　肝機能障害、貧血、発疹、胃腸出血など

ナースが知っておきたいポイント
✓ バイアスピリンより消化管出血の副作用が少ないが、遺伝的に効きにくいことや、制酸剤（プロトンポンプ阻害薬）との併用で効果が弱まることがある。

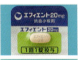

- 商品名 **エフィエント®錠**
- 一般名 **プラスグレル塩酸塩**
- 適応　PCIを受ける患者さん
- 禁忌　出血している患者さんなど
- 副作用　皮下出血、鼻出血、血尿、皮下血腫

ナースが知っておきたいポイント
✓ 遺伝や併用薬の影響を受けにくく、内服後速やかに抗血小板作用を示す。

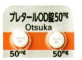

- 商品名 **プレタール®OD錠**
- 一般名 **シロスタゾール**
- 適応　末梢動脈疾患
- 禁忌　出血している患者さん、うっ血性心不全など
- 副作用　頭痛、動悸、下痢、悪心・嘔吐

ナースが知っておきたいポイント
✓ 脈拍を上昇させる副作用があり、狭心症が出現することがあるので、胸痛がないか注意して問診する。
✓ 副作用を逆に利用して、徐脈の患者さんに使用することもある。

9章 循環器でよく使われる薬

相手を思いやる心は必ず、伝わるよ。

抗凝固薬

心房細動による心腔内血栓や静脈血栓に使用される。
採血検査により用量調整が必要な薬と、用量調整が不要な直接作用型経口抗凝固薬（DOAC）とよばれる薬がある。

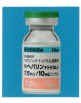

- 商品名 **ヘパリンナトリウム注**
- 一般名 **ヘパリンナトリウム**

適応	血液凝固の防止、血栓塞栓症の治療および予防
禁忌	出血している患者さん、重篤な肝障害、重篤な腎障害など
副作用	そう痒感、じんましん、発熱、鼻炎、気管支喘息、流涙

ナースが知っておきたいポイント

✓ 疾患と治療内容に応じて、APTT（活性化部分トロンボプラスチン時間）やACT（活性化凝固時間）を測定しながら、用量調整を行う必要がある。

- 商品名 **アリクストラ® 皮下注**
- 一般名 **フォンダパリヌクスナトリウム**

適応	急性肺血栓塞栓症および急性深部静脈血栓症
禁忌	出血している患者さん、急性細菌性心内膜炎、重度の腎障害
副作用	出血、肝機能障害

ナースが知っておきたいポイント

✓ 1日1回の皮下注射薬なので内服や持続点滴が困難な患者さんに使用しやすい。

- 商品名 **ワーファリン錠**
- 一般名 **ワルファリンカリウム**

適応	血栓塞栓症の治療・予防
禁忌	出血している患者さん、重篤な肝障害、妊婦または妊娠している可能性のある女性
副作用	発疹、発熱、悪心・嘔吐など

ナースが知っておきたいポイント

✓ ビタミンKの作用で効果が弱まる。納豆、クロレラ、青汁はビタミンKを多く含み含有量が一定しないため、摂取をしないよう説明する。
✓ PT（プロトロンビン時間）を測定しながら用量調整を行う必要がある。

DOAC（直接経口抗凝固薬）

ワルファリンに比べて高価だが、調整が不要で頭蓋内出血など重大な出血合併症が少ない利点があり、心房細動患者さんの脳梗塞予防によく使用されている。腎排泄の割合が多いので、腎機能障害の患者さんにはワルファリンが使用される。

- 商品名 **プラザキサ® カプセル**
- 一般名 **ダビガトランエテキシラートメタンスルホン酸塩**

適応	非弁膜症性心房細動患者における虚血性脳卒中および全身性塞栓症の予防
禁忌	透析患者さんを含む高度の腎障害、出血症状のある患者さんなど
副作用	鼻出血、悪心、嘔吐、皮下出血、血尿など

ナースが知っておきたいポイント

✓ 特異的な中和薬（プリズバインド）が使用できる唯一の直接抗凝固薬である。

商品名	**イグザレルト® 錠**
一般名	**リバーロキサバン**

- 適応：非弁膜症性心房細動患者における虚血性脳卒中および全身性塞栓症の予防、深部静脈血栓症および肺血栓塞栓症の治療・予防
- 禁忌：出血している患者さん、重篤な肝障害、妊婦または妊娠している可能性のある女性
- 副作用：結膜出血、歯肉出血、血腫、鼻出血、喀血、貧血

ナースが知っておきたいポイント
- ✓ 1日1回内服なので、内服コンプライアンスの悪い患者さんに適している。
- ✓ 細粒がある。

商品名	**エリキュース® 錠**
一般名	**アピキサバン**

- 適応：非弁膜症性心房細動患者における虚血性脳卒中および全身性塞栓症の予防、静脈血栓塞栓症の治療・予防
- 禁忌：臨床的に問題となる出血症状のある患者さん、血液凝固異常および臨床的に重要な出血リスクを有する肝疾患者さんなど
- 副作用：眼出血、鼻出血、歯肉出血、胃腸出血、消化不良、便潜血陽性、血尿など

ナースが知っておきたいポイント
- ✓ 1日2回内服が必要だが、出血の危険性は低いとされている。

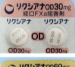

商品名	**リクシアナ®OD 錠**
一般名	**エドキサバントシル酸塩水和物錠**

- 適応：上記薬剤同様
- 禁忌：出血している患者さん、急性細菌性心内膜炎、腎不全、凝血異常を伴う肝疾患の患者さん
- 副作用：上記薬剤同様

ナースが知っておきたいポイント
- ✓ 1日1回内服なので、内服コンプライアンスの悪い患者さんに適している。
- ✓ OD錠（口腔内崩壊錠）がある。

9章 循環器でよく使われる薬

ケアのポイント
- ✓ 鼻出血、歯肉出血をすることがあるので注意しよう
  - →すぐに止血すれば問題ないが、止まらなければすぐに受診、3〜5日続くようなら一度受診するよう説明しよう。出血したからといって服用を自己中断だけはしないように、伝えよう
  - →手術などの治療が必要な場合は休薬をする必要があるため、医師に必ず伝えるように、説明しよう

細やかにていねいにすることを心がけて。いい看護につながるよ。

5 | 抗不整脈薬

> **こんな薬です**
>
> 心筋細胞のイオンチャンネルや自律神経に作用して、心筋の電気活動を調整し、不整脈を抑制する薬。
> 抗不整脈薬は不整脈の原因を治しているわけではなく、心不全や不整脈を悪化させる危険性があることを理解して、最小限で使用することが大切。

▼ Vaughan Williams 分類（ボーン・ウィリアムズ）

薬理作用により大きく4種類に分類される（この分類に含まれない薬もある）。
より細かく分類した Sicilian Gambit 分類もある

分類		作用機序	効果が期待できる不整脈	おもな薬剤
I	Ia	Na チャンネルを阻害（心筋細胞の活動電位持続時間に対する作用により分類）	心房性および心室性の不整脈	ジソピラミド、プロカインアミド、シベンゾリン
	Ib		おもに心室性不整脈	リドカイン、メキシレチン、アプリンジン
	Ic		心房性および心室性の不整脈	ピルシカイニド、フレカイニド、プロパフェノン
II		β受容体を阻害	頻脈性不整脈や運動によって誘発されるような不整脈	ビソプロロール プロプラノロール
III		K チャンネルを阻害	心機能の低下した不整脈（ほかの抗不整脈薬が無効な重症例で使用*）	アミオダロン ソタロール、ニフェカラント
IV		Ca チャンネルを阻害	発作性上室頻拍や頻脈性心房細動	ベラパミル ジルチアゼム、ベプリジル

- **商品名** リスモダン® カプセル
- **一般名** ジソピラミドリン酸塩
- **適応** 期外収縮、発作性上室頻拍、心房細動で他の抗不整脈薬が使用できないか、無効の場合
- **禁忌** 高度の房室ブロックや洞房ブロック、うっ血性心不全、高度な腎障害、肝障害
- **副作用** 排尿障害、口渇、徐脈、頻脈、ブロック、頭痛

> **ナースが知っておきたいポイント**
> ✓ 抗コリン作用による頻脈や排尿障害が出現することがある。

- **商品名** 静注用キシロカイン® 2%
- **一般名** リドカイン
- **適応** 期外収縮（心室性、上室性）、発作性頻拍（心室性、上室性）、急性心筋梗塞時および手術にともなう心室性不整脈の予防
- **禁忌** 重篤な刺激伝導障害（完全房室ブロックなど）のある患者さん
- **副作用** 刺激伝導系抑制、ショック、意識障害、振戦、けいれん、悪性高熱

> **ナースが知っておきたいポイント**
> ✓ 注射剤として局所麻酔用（0.5%、1%、2%）と抗不整脈用（2%）の製品があるので、使用時には確認が大事。

商品名 **メキシチール®カプセル**
一般名 **メキシレチン塩酸塩**

- 適応 ▶ 頻脈性不整脈（心室性）
- 禁忌 ▶ 重篤な刺激伝導障害（ペースメーカー未使用の2度、3度房室ブロック）など
- 副作用 ▶ 嘔気、腹痛、食欲不振、消化不良、嘔吐

ナースが知っておきたいポイント
- ✓ 心室性不整脈に内服治療薬として使用される。

商品名 **サンリズム®カプセル**
一般名 **ピルシカイニド塩酸塩水和物**

- 適応 ▶ 頻脈性不整脈で他の抗不整脈薬が使用できないか無効の場合
- 禁忌 ▶ うっ血性心不全、高度房室ブロック、高度洞房ブロック
- 副作用 ▶ 房室ブロック、めまい、嘔気、発疹

ナースが知っておきたいポイント
- ✓ 強力なNaチャンネル阻害作用を介して不整脈を減少させるが、心臓の収縮力を弱める作用（陰性変力作用）がある。血圧低下や心不全悪化をきたすことがあり、心室頻拍などの危険な不整脈がおこりやすくなる可能性がある。
- ✓ 心筋梗塞後の患者さんに使用するとかえって予後を悪くすることが知られており、注意が必要。

商品名 **アンカロン®注**
一般名 **アミオダロン塩酸塩**

- 適応 ▶ 心室細動・血行動態不安定な心室頻拍で難治性かつ緊急を要する場合
  電気的除細動抵抗性の心室細動あるいは無脈性心室頻拍による心停止
- 禁忌 ▶ 重篤な洞不全症候群、2度以上の房室ブロック、ヨウ素に対する過敏症
- 副作用 ▶ 間質性肺炎、肝機能障害、トルサード・ド・ポアント（Tdp）、甲状腺機能異常、無顆粒球症、白血球減少など

ナースが知っておきたいポイント
- ✓ 多彩な薬理作用を介した強力な抗不整脈作用と弱い陰性変力作用をもつが、肺や甲状腺に対する重大な副作用が出現することがある。
- ✓ ポリ塩化ビニール製の輸液セットなどに吸着するため、PVCフリー用輸液セットを使用する。
- ✓ 投与速度に注意する。
- ✓ QT延長からトルサード・ド・ポアントをおこす可能性があるため、モニター観察が必要。
- ✓ 調薬時は生理食塩水と配合すると沈殿するので、必ず5%ブドウ糖液で溶解する。

商品名 **ワソラン®錠**
一般名 **ベラパミル塩酸塩**

- 適応 ▶ 発作性上室頻拍症や心房細動の頻拍発作
- 禁忌 ▶ 重篤なうっ血性心不全、2度以上の房室ブロック、洞房ブロック、妊婦または妊娠している可能性のある女性
- 副作用 ▶ 頭痛、めまい、血圧低下など

ナースが知っておきたいポイント
- ✓ 頻脈を抑えるが、心臓の収縮力を抑える効果も強いので、心不全を悪化させる場合がある。

商品名 **アトロピン硫酸塩**
一般名 **アトロピン硫酸塩水和物**

- 適応 ▶ 迷走神経性徐脈および迷走神経性房室伝導障害、その他の徐脈および房室伝導障害
- 禁忌 ▶ 緑内障、前立腺肥大による排尿障害、麻痺性イレウス
- 副作用 ▶ ショック、アナフィラキシー様症状（頻脈、全身潮紅、発汗、顔面浮腫）

ナースが知っておきたいポイント
- ✓ 徐脈の際に抗コリン作用を介して心拍数を上昇させるが、便秘や排尿障害をきたすため、おもに静注で使用される。
- ✓ 副作用が多いので内服や点滴では一般的には使用しない。あくまで注射で短時間の効果を期待。

自分が看護で大事にしていることは何ですか？たまには思い出してね。

9章 循環器でよく使われる薬

ジギタリス製剤

商品名 **ハーフジゴキシン®KY錠**
一般名 **ジゴキシン**

- 適応：うっ血性心不全、心房細動・粗動による頻脈、発作性上室頻拍
- 禁忌：房室ブロック、洞房ブロック、閉塞性心筋疾患
- 副作用：ジギタリス中毒、食欲不振、悪心・嘔吐、下痢、視覚異常、頭痛、失見当識、女性型乳房など

ナースが知っておきたいポイント
- ✓ 古くから強心薬として使用されてきた。
- ✓ 心房細動の徐拍化に使用される。
- ✓ 腎機能の低下した患者さんや高齢者では中毒をおこしやすく注意が必要。

β遮断薬

交感神経に作用して弱い降圧作用と徐拍化作用を示す。降圧薬としては第一選択薬ではなくなったが、頻脈性不整脈や慢性心不全の治療には非常に重要な薬剤である。

商品名 **メインテート®錠**
一般名 **ビソプロロールフマル酸塩**

- 適応：頻脈性心房細動、本態性高血圧、腎実質性高血圧、狭心症、虚血性心疾患または拡張型心筋症に基づく慢性心不全
- 禁忌：気管支喘息、高度の徐脈、房室ブロック、糖尿病性ケトアシドーシス、心原性ショックなど
- 副作用：心不全、完全房室ブロック、ショックなど

ナースが知っておきたいポイント
- ✓ β_1受容体に対する選択性が高く、気管支喘息の患者さんにも比較的使用しやすい。

商品名 **アーチスト®**
一般名 **カルベジロール**

- 適応：頻脈性心房細動、心室性期外収縮、本態性高血圧、狭心症、虚血性心疾患または拡張型心筋症に基づく慢性心不全
- 禁忌：高度の徐脈、房室ブロック、糖尿病性ケトアシドーシス、心原性ショックなど
- 副作用：心不全、完全房室ブロック、洞不全症候群など

ナースが知っておきたいポイント
- ✓ 非選択的αβ遮断薬で、気管支喘息の患者さんには原則禁忌。
- ✓ メインテート®より徐拍化作用は弱い。

商品名 **オノアクト®点滴静注用**
一般名 **ランジオロール塩酸塩**

- 適応：手術時および手術後の頻脈性不整脈（心房細動、心房粗動、洞性頻脈）に対する緊急処置、心機能低下例における頻脈性不整脈（心房細動、心房粗動）
- 禁忌：心原性ショック、糖尿病性ケトアシドーシス、房室ブロックなど徐脈性不整脈など
- 副作用：血圧低下、徐脈など

ナースが知っておきたいポイント
- ✓ 超短時間作用性β_1選択性遮断剤で、気管支喘息の患者さんには注意して（もしくは慎重に）使用する。

服薬指導のポイント
- ✓ 食事を摂らなくても薬を内服する
- ✓ 1回のみ忘れたからといって2回分まとめて飲まない
- ✓ 自己中断はせず医師に相談する

10章 循環器病棟でよく聞く略語

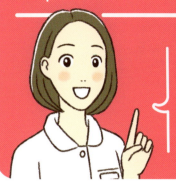

患者さんのカルテには略語がいっぱいで、最初はわからない記録ばかりで大変です。覚えてしまえば、カルテ記録を理解できるようになります。よく使われる略語を中心に覚えていきましょう。

	略語	意味／フルスペル
A	AAA	腹部大動脈瘤 abdominal aortic aneurysm
	ACE	アンジオテンシン変換酵素 angiotensin converting enzyme
	ACLS	二次救命処置 advanced cardiac life support
	ACS	急性冠症候群 acute coronary syndrome
	ACT	活性凝固時間 activated coagulation time
	AED	自動体外式除細動器 automated external defibrillator
	AF	心房細動 atrial fibrillation
	AFL	心房粗動 atrial flutter
	AMI	急性心筋梗塞 acute myocardial infarction
	Ao	大動脈 aorta
	AP	狭心症 angina pectoris
	APC	心房期外収縮 atrial premature contraction
	AR	大動脈弁逆流（閉鎖不全）［症］ aortic [valve] regurgitation
	ARDS	急性呼吸促（窮）迫症候群 acute respiratory distress syndrome
	AS	大動脈弁狭窄［症］ aortic [valve] stenosis
	ASD	心房中隔欠損［症］ atrial septal defect

	略語	意味／フルスペル
	ASO	閉塞性動脈硬化症 arteriosclerosis obliterans
	AT	心房頻拍 atrial tachycardia
	ATA	前脛骨動脈 anterior tibial artery
	ATP	アデノシン三リン酸 adenosine triphosphate
	AVR	大動脈弁置換［術］ aortic valve replacement
B	BP	血圧 blood pressure
	brady	徐脈 bradycardia
C	CABG	冠動脈バイパス術 coronary artery bypass grafting
	CAG	冠動脈造影 coronary angiography
	CAVB	完全房室ブロック complete (third degree) atrioventricular (AV) block
	CCU	冠動脈疾患集中治療室 coronary care unit
	CFA	総大腿動脈 common femoral artery
	CHD	冠［状］動脈疾患 coronary heart disease
	CHF	うっ血性心不全 congestive heart failure
	CI	心係数 cardiac index
	CIA	総腸骨動脈 common iliac artery

1年目は、とにかく元気に出勤すること！

略語	意味／フルスペル		略語	意味／フルスペル
CKD	慢性腎臓病 / chronic kidney disease	E	ECG	心電図 / electrocardiogram
CLBBB	完全左脚ブロック / complete left bundle branch block		EF	左室駆出率（分画） / ejection fraction
CLI	重症（下）肢虚血 / critical limb ischemia		EIA	外腸骨動脈 / external iliac artery
CO	心拍出量 / cardiac output	F	FA	大腿動脈 / femoral artery
CPA	心肺停止 / cardiopulmonary arrest		FV	大腿静脈 / femoral vein
CPAP	持続的陽圧呼吸／持続的気道陽圧法 / continuous positive airway pressure	G	GI療法	グルコース・インスリン療法 / glucose insulin therapy
CPR	心肺蘇生法 / cardiopulmonary resuscitation	H	HCM	肥大型心筋症 / hypertrophic cardiomyopathy
CPX	心肺運動負荷試験 / cardiopulmonary exercise testing		HF	心不全 / heart failure
CRBBB	完全右脚ブロック / complete right bundle branch block		HFpEF	駆出率が保たれた心不全 / heart failure with preserved EF
CRT	心臓再同期療法 / cardiac resynchronization therapy		HFrEF	駆出率が低下した心不全 / heart failure with reduced ejection fraction
CRT-D	両室ペーシング機能付き植込み型除細動器 / cardiac resynchronization therapy defibrillator		HL	高脂血症 / hyperlipidemia
CRT-P	心臓再同期ペースメーカ / cardiac resynchronization therapy pacemaker		HOCM	閉塞性肥大型心筋症 / hypertrophic obstructive cardiomyopathy
CTO	慢性完全閉塞 / chronic total occlusion		HR	心拍数 / heart rate
CTR	心胸郭比 / cardiothoracic ratio		HT	高血圧［症］ / hypertension
CV	中心静脈 / central vein	I	IABP	大動脈内バルーンパンピング / intra[-]aortic balloon pumping
CVP	中心静脈圧 / central venous pressure		ICD	植込み型除細動器 / implantable cardioverter defibrillator
CX	回旋枝 / circumflex		IE	感染性心内膜炎 / infectious endocarditis
D	DAA	解離性大動脈瘤 / dissecting aortic aneurysm		IHD	虚血性心疾患 / ischemic heart disease
	DAPT	抗血小板薬2剤併用療法 / dual antiplatelet therapy		IIA	内腸骨動脈 / internal iliac artery
	DCM	拡張型心筋症 / dilated cardiomyopathy		IVC	下大静脈 / inferior vena cava
	DIC	播種性血管内凝固症候群 / disseminated intravascular coagulation syndrome	J	JV	頸静脈 / jugular vein
	DL	脂質異常症 / dyslipidemia	L	LA	左心房 / left atrium
	DM	糖尿病 / diabetes mellitus		LAD	左前下行枝 / left anterior descending coronary artery
	DVT	深部静脈血栓［症］ / deep venous (vein) thrombosis		LAD	左房径 / left atrium dimension

略語	意味／フルスペル	略語	意味／フルスペル
LAO	左前斜位（透視の方向） left anterior oblique	PAF	発作性心房細動 paroxysmal atrial fibrillation
LCA	左冠状動脈 left coronary artery	PAFL	発作性心房粗動 paroxysmal atrial flutter
LCX	左回旋枝 left circumflex coronary artery	PAP	肺動脈圧 pulmonary artery pressure
LITA	左内胸動脈 left internal thoracic artery	PAT	発作性心房頻拍 paroxysmal atrial tachycardia
LMT	左冠動脈主幹部 left main coronary trunk (artery)	PCI	経皮的冠動脈形成術（インターベンション） percutaneous coronary intervention
LOS	低心拍出量症候群 low (cardiac) output syndrome	PCPS	経皮的心肺補助法 percutaneous cardiopulmonary support
LV	左心室 left ventricle	PCWP	肺動脈楔入圧 pulmonary capillary wedge pressure
LVDd	左室拡張末期径 LV end-diastolic dimension	PE	肺塞栓［症］ pulmonary (lung) embolism
LVDs	左室収縮末期径 LV end-systolic dimension	PEA	無脈性電気活動 pulseless electrical activity
M	MAP	僧帽弁輪形成［術］ mitral annuloplasty	Pero.A	腓骨動脈 peroneal artery
	MI	心筋梗塞 myocardial infarction	PH	肺高血圧［症］ pulmonary hypertension
	MR	僧帽弁逆流（閉鎖不全）［症］ mitral [valve] regurgitation	PM	ペースメーカ pacemaker
	MS	僧帽弁狭窄［症］ mitral [valve] stenosis	POBA	経皮的古典的バルーン血管形成術 percutaneous old balloon angioplasty
	MVP	僧帽弁形成術 mitral valve plasty	Pop.A	膝窩動脈 popliteal artery
	MVP	僧帽弁逸脱［症］ mitral valve prolapse	PR	肺動脈弁逆流［症］ pulmonary (pulmonic) [valve] regurgitation
	MVR	僧帽弁置換［術］ mitral valve replacement	PR	脈拍数 pulse rate
N	NSR	正常洞調律 normal sinus rhythm	PS	肺動脈弁狭窄［症］ pulmonary(pulmonic) [valve] stenosis
	NSTEMI	非ST上昇型心筋梗塞 non-ST(-segment) elevation myocardial infarction	PSVT	発作性上室頻拍 paroxysmal supraventricular tachycardia
	NSVT	非持続性心室頻拍 nonsustained ventricular tachycardia	PTA	経皮的血管形成［術］ percutaneous transluminal angioplasty
O	OMI	陳旧性心筋梗塞 previous (old) myocardial infarction	PTA	後脛骨動脈 posterior tibial artery
	OPCAB	オフポンプ冠動脈バイパス術 off-pump coronary artery bypass	PTCA	経皮的冠動脈形成［術］ percutaneous transluminal coronary angioplasty
P	PA	肺動脈 pulmonary artery	PTCR	経皮的冠動脈血栓溶解療法 percutaneous transluminal coronary recanalization (revascularization)
	PAC	心房期外収縮 premature atrial contraction	PTE	肺血栓塞栓症 pulmonary thromboembolism
	PAD	末梢動脈疾患 peripheral arterial disease	PV	肺静脈 pulmonary vein

10章 循環器病棟でよく聞く略語

	略語	意味／フルスペル
	PVC	心室期外収縮 premature ventricular contraction (beat, complex, systole)
R	RA	橈骨動脈 radial artery
	RA	右心房 right atrium
	RAO	右前斜位（透視の方向） right anterior oblique
	RAP	右房圧 right atrial pressure
	RCA	右冠状動脈 right coronary artery
	RHC	右心カテーテル right heart catheterization
	RITA	右内胸動脈 right internal thoracic artery
	RR	呼吸数 respiratory rate
	RV	右心室 right ventricle
S	SBP	収縮期血圧 systolic blood pressure
	SFA	浅大腿動脈 superficial femoral artery
	SSS	洞不全症候群 sick sinus syndrome

	略語	意味／フルスペル
	STEMI	ST上昇［型］心筋梗塞 ST[-segment] elevation myocardial infarction
	SV	一回拍出量 stroke volume
	SVG	大伏在静脈グラフト saphenous vein graft
T	tachy	頻拍（脈） tachycardia
	TEE	経食道心エコー法 transesophageal echocardiography
	TR	三尖弁逆流（閉鎖不全）［症］ tricuspid [valve] regurgitation
	TS	三尖弁狭窄［症］ tricuspid [valve] stenosis
	TTE	経胸壁心エコー transthoracic echocardiography
U	UA/UAP	不安定狭心症 unstable angina (pectoris)
V	VF	心室細動 ventricular fibrillation
	VPC	心室期外収縮 ventricular premature contraction
	VSD	心室中隔欠損［症］ ventricular septal defect
	VT	心室頻拍 ventricular tachycardia

お疲れさま。その言葉で明日もがんばろう。

引用・参考文献

4章

1) 急性・慢性心不全診療ガイドライン(2017年改訂版). 日本循環器学会/ 日本心不全学会合同ガイドライン. 2018. http://www.j-circ.or.jp/guideline/pdf/JCS2017_tsutsui_h.pdf

2) 厚生労働省. 脳卒中、心臓病その他の循環器病に係る診療提供体制の在り方に関する検討会. 脳卒中、心臓病その他の循環器病に係る診療提供体制の在り方について(平成29年7月). http://www.mhlw.go.jp/file/05-Shingikai-10901000-Kenkoukyoku-Soumuka/0000173149.pdf

3) 2013 ACCF/AHA guideline for the management of heart failure:a report of the American College of Cardiology Foundation/American Heart Association Task Force on practice guidelines.Circulation. 2013, 128(16), e240-327.

4) Mebazaa, A. et al. Acute heart failure and cardiogenic shock: a multidisciplinary practical guidance. Intensive Care Med. 42, 2016, 147-63.

5) Mebazaa, A. et al. Practical recommendations for prehospital and early in-hospital management of patients presenting with acute heart failure syndromes. Crit Care Med. 36(1 Suppl), 2008, S129-39.

6) Forrester, JS. et al. Medical therapy of acute myocardial infarction by application of hemodynamic subsets(second of two parts). N Engl J Med. 295, 1976, 1404-13.

7) Nohria, A. et al. Clinical assessment identifies hemodynamic profiles that predict outcomes in patients admitted with heart failure. J Am Coll Cardiol. 41, 2003, 1797-804.

8) 日本心不全学会予防委員会. 血中BNPやNT-proBNP値を用いた心不全診療の留意点について. http://www.asas.or.jp/jhfs/topics/bnp201300403.html(2018年10月閲覧)

9) 眞茅みゆきほか編. 心不全ケア教本. 東京, メディカル・サイエンス・インターナショナル, 2012.

10) 佐藤直樹ほか. 1日でマスターする心不全の基礎知識と患者ケア:5stepで学ぶ最もやさしいテキスト. 東京, 総合医学社, 2017.

11) Ponikowski, P. et al. Authors/Task Force Members. 2016 ESC Guidelines for the diagnosis and treatmentof acute and chronic heart failure:The Task Force for the diagnosis and treatment of acute and chronic heart failure of the European Society of Cardiology (ESC)Developed with the special contribution of the HeartFailure Association (HFA) of the ESC. Eur Heart J. 37, 2016, 2129-200.

7章

1) 澤芳樹ほか. PCPSの概要. 新版経皮的心肺補助法PCPSの最前線. 松田暉 監. 東京, 秀潤社, 2004, 9-13.

2) 不整脈の非薬物治療ガイドライン(2011年度改訂版). 循環器病の診断と治療に関するガイドライン(2010年度合同研究班報告). 2011. http://www.j-circ.or.jp/guideline/pdf/JCS2011_okumura_h.pdf

索 引

数字・英文

- 12誘導心電図 ... 86
- ACE阻害薬 ... 109
- AF ... 66
- AFL ... 67
- AHA分類 ... 15, 102
- ARB ... 109
- AVR ... 26
- CABG ... 22
- CRT-D ... 82
- CS分類 ... 49
- daistolic augmentation ... 70
- DFT test ... 84
- DOAC ... 114
- Forrester分類 ... 50
- HOCM ... 43
- IABP ... 69
- ICD ... 82
- LOS ... 46
- Nohria-Stevenson分類 ... 50
- PCI ... 22
- PCPS ... 74
- PTMC ... 29
- systolic unloading ... 70
- TAVI ... 26
- Vaughan Williams分類 ... 116
- VF ... 60, 65
- VT ... 60, 65
- β遮断薬 ... 118

あ行

- アカルディ®カプセル ... 106
- アジルサルタン ... 109
- アジルバ®錠 ... 109
- アスピリン ... 113
- アーチスト® ... 118
- アトロピン硫酸塩 ... 117
- アピキサバン ... 115
- アミオダロン塩酸塩 ... 117
- アムロジピンベシル酸塩 ... 108
- アリクストラ®皮下注 ... 114
- アルダクトン®A錠 ... 111
- アンカロン®注 ... 117
- アンジオテンシンⅡ受容体拮抗薬 ... 109
- アンジオテンシン変換酵素阻害薬 ... 109
- 安定狭心症 ... 19
- イグザレルト錠 ... 115
- 異型狭心症 ... 19
- イノバン®注シリンジ ... 105
- 右心カテーテル ... 101
- 右心不全 ... 46
- うっ血性心不全 ... 93
- 壊死 ... 6
- エドキサバントシル酸塩水和物錠 ... 115
- エナラプリルマレイン酸塩 ... 109
- エフィエント®錠 ... 113
- エプレレノン ... 111
- エリキュース®錠 ... 115
- エルゴメータ ... 20
- エントリー ... 35
- オノアクト®点滴静注用 ... 118

か行

- 拡張型心筋症 ... 44
- カテーテルアブレーション ... 34
- カルベジロール ... 118
- カルペリチド ... 112
- 感染性心内膜炎 ... 31
- 完全房室ブロック ... 68
- カンデサルタンシレキセチル ... 109
- 感度 ... 78
- 冠動脈 ... 15
- 冠動脈バイパス術 ... 22
- 冠攣縮性狭心症 ... 19
- 偽腔 ... 35
- 起坐呼吸 ... 56
- 急性心筋炎 ... 42
- 急性心筋梗塞 ... 19
- 急性心不全 ... 48
- 急性心膜炎 ... 40
- 狭窄評価 ... 102
- 狭心症 ... 6, 18
- 強心薬 ... 105
- 胸部X線 ... 10, 91
- 胸部誘導 ... 87, 89
- 虚血 ... 6
- クリニカルシナリオ分類 ... 49
- クロピドグレル硫酸塩 ... 113
- 経カテーテル大動脈弁置換術 ... 26
- 経食道心エコー ... 100
- 経皮的冠動脈インターベンション ... 22
- 経皮的心肺補助法 ... 74
- 経皮的ステント留置術 ... 22
- 経皮的僧帽弁交連裂開術 ... 29
- 経皮的バルーン血管形成術 ... 22
- 血管拡張薬 ... 107
- 抗アルドステロン薬 ... 111
- 抗凝固薬 ... 114
- 抗血栓薬 ... 113
- 抗不整脈薬 ... 116
- 呼吸困難 ... 56

さ行

- サイアザイド系利尿薬 ... 112
- 左室駆出率 ... 99
- 左心カテーテル ... 102
- 左心不全 ... 46
- 嗄声 ... 37
- サムスカ®錠 ... 112
- サンリズム®カプセル ... 117
- ジギタリス製剤 ... 118
- シグマート®注 ... 108
- ジゴキシン ... 118
- 四肢誘導 ... 87, 89
- シストリック・アンローディング ... 70
- ジソピラミドリン酸塩 ... 116
- 収縮性心膜炎 ... 41
- 硝酸イソソルビド ... 107, 108
- 静注用キシロカイン®2% ... 116
- 除細動器 ... 9
- 除細動試験 ... 84
- シロスタゾール ... 113
- 心エコー ... 11, 97
- 心機能評価 ... 99
- 心筋梗塞 ... 6, 18
- 心筋疾患 ... 40
- 心筋シンチグラフィ ... 20

心原性脳塞栓症 … 61	洞不全症候群 … 67	プラビックス®錠 … 113
心サルコイドーシス … 45	動脈疾患 … 35	フランドル®テープ … 108
心室細動 … 60, 65	ドパミン塩酸塩 … 105	フルイトラン®錠 … 112
心室頻拍 … 60, 65	ドブタミン塩酸塩 … 106	プレタール®OD錠 … 113
心静止 … 66	ドブトレックス®注射液 … 106	フロセミド … 110, 111
心臓CT … 95	ドプラ心エコー … 99	ブロプレス®錠 … 109
心臓カテーテル検査 … 11, 101	トラセミド … 111	閉塞性肥大型心筋症 … 43
心臓カテーテル治療 … 13	トリクロルメチアジド … 112	ペーシング … 78
心臓弁膜症 … 24	トルバプタン … 112	ペースメーカ … 13, 34, 78
心タンポナーデ … 40	トレッドミル … 20	ヘパリンナトリウム … 114
心電図検査 … 10, 62	**な行**	ベラパミル塩酸塩 … 117
心電図モニター … 8, 85	ニカルジピン塩酸塩 … 108	ペルジピン®注射液 … 108
心拍数 … 90	ニコランジル … 108	房室ブロック … 68
心不全 … 7, 46	二次性心筋症 … 44	紡錘状瘤 … 35
心房細動 … 66	ニトロール®注 … 107	ホルター心電図 … 10
心房粗動 … 67	ニトログリセリン … 107	ボーン・ウィリアムズ分類 … 116
心膜疾患 … 40	ニトロペン®舌下錠 … 107	**ま行**
心膜穿刺 … 40	嚢状瘤 … 35	慢性心不全 … 52
心膜摩擦音 … 40	ノーリア・スティーブンソン分類 … 50	ミオコール®スプレー … 107
ステントグラフト内挿術 … 39	ノルアドリナリン®注 … 106	ミリスロール®注 … 107
スピロノラクトン … 111	ノルアドレナリン … 106	ミルリーラ®注射液 … 106
スワン・ガンツカテーテル … 101	ノルバスク®錠 … 108	ミルリノン … 106
セララ®錠 … 111	**は行**	メイズ手術 … 34
センシング … 78	バイアスピリン®錠 … 113	メインテート®錠 … 118
造影剤の副作用 … 96	肺うっ血 … 46	メキシチール®カプセル … 117
僧帽弁狭窄症 … 28	肺コンプライアンス … 56	メキシレチン塩酸塩 … 117
僧帽弁閉鎖不全症 … 30	肺動脈塞栓症 … 93	モニター心電図 … 62
た行	ハーフジゴキシンKY錠 … 118	**や行**
ダイアストリック・オーグメンテーション … 70	歯磨き心電図 … 65	夜間発作性呼吸困難 … 56
体うっ血 … 46	ハンプ®注射液 … 112	薬物療法 … 12
大動脈解離 … 35	ビソプロロールフマル酸塩 … 118	輸液ポンプ … 9
大動脈内バルーンパンピング … 69	肥大型心筋症 … 43	**ら行**
大動脈弁狭窄症 … 25	ピモベンダン … 106	ラシックス® … 110, 111
大動脈弁置換術 … 26	ピルシカイニド塩酸塩水和物 … 117	ランジオール塩酸塩 … 118
大動脈弁閉鎖不全症 … 27	不安定狭心症 … 19	リクシアナ®OD錠 … 115
大動脈瘤 … 35	フォレスター分類 … 50	リスモダン®カプセル … 116
ダビガトランエテキシラートメタンスルホン酸塩 … 114	フォンダパリヌクスナトリウム … 114	リドカイン … 116
致死性不整脈 … 60	負荷心電図 … 10	利尿薬 … 110
直接経口抗凝固薬 … 114	浮腫 … 57	リバーロキサバン … 115
低心拍出量状態 … 46	不整脈 … 7, 32	両室ペーシング … 82
電気的除細動 … 34	不適切作動 … 85	ルプラック®錠 … 111
洞調律 … 32	プラザキサ®カプセル … 114	レニベース®錠 … 109
洞停止 … 67	プラスグレル塩酸塩 … 113	ワーファリン錠 … 114
	プラズマリーク … 77	ワソラン®錠 … 117
		ワルファリンカリウム … 114

編集・執筆者一覧

編集　猪子森明　公益財団法人田附興風会医学研究所 北野病院
　　　　　　　　　心臓センター循環器内科主任部長

執筆　公益財団法人田附興風会医学研究所 北野病院

1章　森 久江／木村明香　　8階東病棟看護主任

2章　春名克純　　心臓センター循環器内科副部長

3章　—1・2
　　　　猪子森明／志水多佳　　8階東病棟看護師
　　　　—3
　　　　仲宗根和孝　　心臓センター不整脈科シニアレジデント
　　　　春名徹也　　心臓センター不整脈科主任部長
　　　　作野のぞみ　　8階東病棟看護師
　　　　—4・5
　　　　宮本昌一　　元 心臓センター循環器内科副部長（医療法人協和会協立病院循環器科・血管造影室室長）
　　　　作野のぞみ

4章　中根英策　　心臓センター循環器内科副部長
　　　　金川久美子　　8階東病棟看護師（慢性心不全看護認定看護師）

5章　森 久江／木村明香

6章　仲宗根和孝／春名徹也
　　　　横崎智之　　8階東病棟看護師

7章　馬場隆行　　臨床工学部主任

8章　—1〜3
　　　　脊古裕太　　元 心臓センター循環器内科（京都大学大学院医学研究科循環器内科学）
　　　　橋本英里香　　8階東病棟看護師
　　　　—4・5
　　　　林 秀幸　　心臓センター循環器内科
　　　　大隣明日香　　8階東病棟看護師

9章　和泉俊明　　元 心臓センター循環器内科副部長（大阪府済生会野江病院循環器内科副部長）
　　　　渡嘉敷祐希子　　8階東病棟看護師

10章　花岡穂奈美　　8階東病棟看護師

編著者紹介

猪子 森明（いのこ もりあき）
公益財団法人田附興風会医学研究所 北野病院 心臓センター循環器内科主任部長

1988年	富山医科薬科大学医学部卒
1988年	富山医科薬科大学医学部附属病院第2内科
1989年	洛和会音羽病院 循環器内科研修医
1990年	富山医科薬科大学医学部大学院
1994年	京都大学医学部附属病院 第3内科 医員
1996年	天理よろづ相談所病院 循環器内科 医員
2000年	京都大学医学部附属病院 救急部 助手
2001年	公益財団法人田附興風会医学研究所 北野病院 心臓センター循環器内科 副部長
2013年	公益財団法人田附興風会医学研究所 北野病院 心臓センター循環器内科 主任部長

【資格】
医学博士、日本内科学会認定総合内科専門医、日本循環器学会認定循環器専門医、
日本心血管インターベンション治療学会認定名誉専門医、
京都大学臨床教授、臨床心臓病学教育研究会（JECCS）理事

あとがき

　本書は、循環器の患者さんを治療する病棟で勤務を始めるナースの参考になるように、当院のナース、ドクター、臨床工学技士が力を合わせて作りました。皆様が勤務される現場で少しでもお役に立てば、執筆者一同の大きな喜びです。

　循環器の病棟で、あなたは決して一人ではありません。先輩ナース、主治医、担当医、臨床工学技士、栄養士などのチームの一員なのです。遠慮せず、いろんなことを質問して吸収してください。日々、一歩ずつ進めば、あるとき自分がどれほど大きく成長したか実感することになるでしょう。こころより皆様のご活躍を願っています。

猪子 森明

循環器に配属ですか？！－すごく大事なことだけギュッとまとめて教えます！

2018年12月10日発行　第1版第1刷
2021年1月10日発行　第1版第4刷

編　著　猪子 森明
発行者　長谷川 素美
発行所　株式会社メディカ出版
　　　　〒532-8588
　　　　大阪市淀川区宮原3-4-30
　　　　ニッセイ新大阪ビル16F
　　　　https://www.medica.co.jp/
編集担当　鈴木陽子
ブックデザイン　小口翔平＋山之口正和＋上坊菜々子
　　　　　　　　（tobufune）
カバーイラスト　友貴
本文イラスト　吉泉ゆう子
組　版　株式会社明昌堂
印刷・製本　株式会社シナノ パブリッシング プレス

Ⓒ Moriaki INOKO, 2018

本書の複製権・翻訳権・翻案権・上映権・譲渡権・公衆送信権（送信可能化権を含む）は、（株）メディカ出版が保有します。

ISBN978-4-8404-6592-2　　　　　　　　　　　Printed and bound in Japan

当社出版物に関する各種お問い合わせ先（受付時間：平日9：00～17：00）
●編集内容については、編集局 06-6398-5048
●ご注文・不良品（乱丁・落丁）については、お客様センター 0120-276-591
●付属のCD-ROM、DVD、ダウンロードの動作不具合などについては、デジタル助っ人サービス 0120-276-592